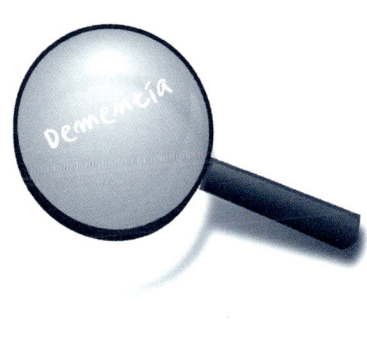

치매

그것이 알고싶다

- 치매 완결판 -

치매는 뇌가 후천적으로 손상돼

인지기능과 이상행동증상이 동반되는 복합적인 질환으로,

전형적인 패턴의 증상을 보이지 않는다.

기억력, 언어능력, 시공간능력, 전두엽기능 등등

각양 각색의 이상 증상들….

이 책이 치매를 제대로 알고 대처할 수 있도록 하는

일종의 지침서가 되길 바란다.

치매로 고통받는 환자와 보호자는 물론

의료 현장에 있는 모든 분들에게

실제적인 도움이 되기를….

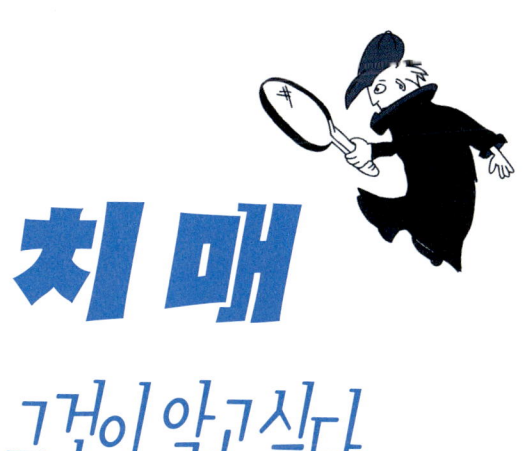

치매

그것이 알고싶다

- 치매 완결판 -

저자 양영순

브레인와이즈

들어가는 글

 치매 전문의로서 환자를 진료하다보면, 치매 부모님을 모시고 계시는 보호자들이 많은 방송매체에서 이것저것 듣게 되는 지식을 가지고 잘못된 이해와 판단을 하는 경우를 많이 보게되었다.

 특히, 대형서점 건강관련 진열대에 가보면 치매에 대한 이야기는 매우 모호하고, 전문가적 관점이 아니라 확실한 해답을 주지 못하는 책들이 판매되고 있다. 또한, 보호자들도 치매에 대해서 더 정확한 지식을 얻고 싶어 하는 바램을 여러 번 들어 이 책을 고민하게 되었다.

 노인들이 가장 걸리기 싫어하는 병중 1위는 치매로 알려져 있다. 치매 Dementia 는 정상적으로 성숙한 뇌가 후천적인 외상이나 질병 등 외인에 의해서 기질적으로 손상되어 전반적으로 기억력, 언어능력, 시공간능력, 전두엽기능 등의 인지기능과 이상행동증상이 동반되는 복합적인 질환을 지칭하는 것이다.

 하지만, 누구나 알고있는 치매라는 용어는 실제적으로 병명은 아니다. 치매란 용어는 인지기능이 떨어지는 하나의 증후군 같은 현상으로, 치매를 일으키게 되는 병명을 찾는게 치매를 치료하는 방법이 될 것이다.

예전에는 치매를 단지 나이가 들어서 생기는 노망과 같은 어쩔수 없는 괴질로 인식하여 병을 숨기고 제대로된 치료를 받지 않았다. 안타깝게도 대부분의 사람들이 아직까지도 치매를 불치병으로 인식하고 치료를 포기하거나 당연한 노화현상으로 생각하고 병의 진행을 방치하고 있는 실정에 있다.

하지만, 최근에는 치매와 관련된 많은 약물들이 개발이 되고 진단 역시 많은 훌륭한 검사를 통해 정확히 진단 내려지고 있다. 그래서 조기에 치료를 받으면 치매도 진행을 늦추고 더 나아가 치매를 예방하고 치료할 수도 있다.

이 책은 치매에 대해 전문적인 지식을 조금이나마 알려드리고자 출판하게 되었다. 이 책이 널리 배포되어 치매에 대한 전문지식을 원하는 보호자, 치매를 진료하는 의사선생님들 포함 의료현장에서 일하시는 간호사, 사회복지사, 요양보호사분 들에게도 실제적인 도움이 되기를 절실히 바란다.

목차

제1장 치매의 역사   15

제2장 치매란 무엇인가?   23

제3장 치매 위험인자와 보호인자   33

제4장 치매의 이상행동 심리증상   51

제5장 치매 전단계인 경도인지장애   81

제6장 알츠하이머병이란?   89

제7장 혈관성치매　　　　　　　　　117

제8장 전두측두엽 치매　　　　　　139

제9장 루이소체 치매　　　　　　　155

제10장 파킨슨병 치매　　　　　　 163

제11장 기타 치매　　　　　　　　 171

제12장 수두증치매　　　　　　　　179

제13장 알코올성 치매　　　　　　　　　　　191

제14장 크로이츠 펠츠 야콥병^{광우병}　　　　199

제15장 치료 가능한 치매　　　　　　　　　209

제16장 우울증에 의한 가성 치매　　　　　219

제17장 노인과 어지럼증　　　　　　　　　233

맺음말　　　　　　　　　　　　　　　　　241

제 1 장
치매의 역사

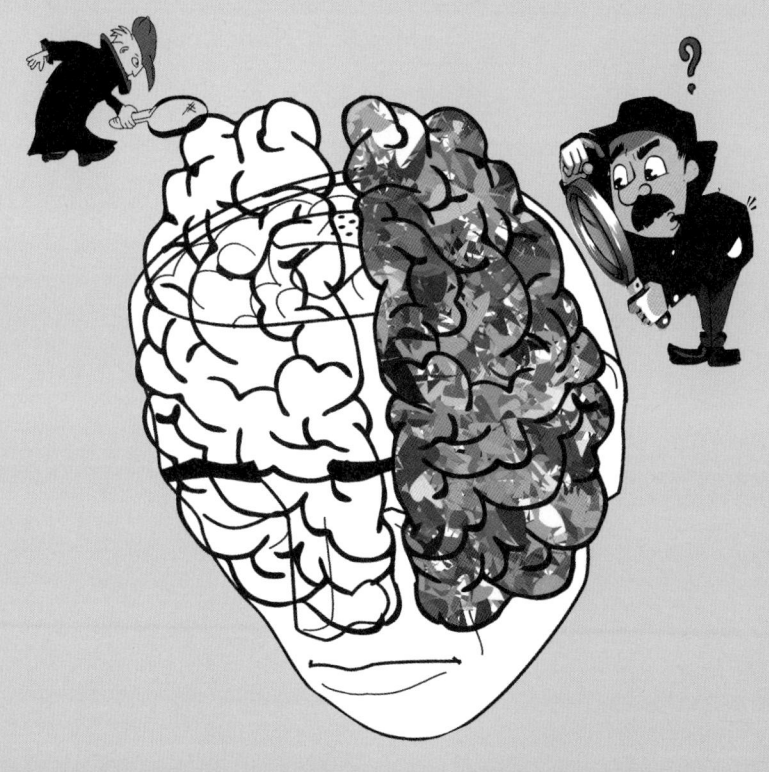

제1장 치매의 역사

알츠하이머병^{Alzheimer's disease}은 치매를 유발하는 대표적인 원인질환 중 하나다. 치매라 하면 곧 알츠하이머병을 상기할 정도로 치매의 연구사에서 알츠하이머와 그 동료들의 공헌과 영향은 지대하다. 1907년 독일인 의사 알로이스 알츠하이머^{Alois Alzheimer, 1864-1915}는 Auguste D.란 51세 여자 환자의 병력 및 병리소견을 발표했다. 알츠하이머병에 대한 최초의 기술이다. 환자는 기억력과 지남력이 손상되어 있었고 피해망상과 이름대기 장애, 착어증과 이해력이 저하되어 있는 언

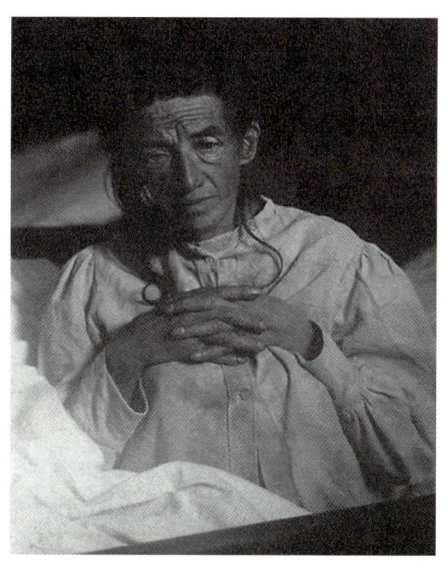

Auguste D

어장애를 보였다. 증상은 점차 악화되어 입원한 지 4년 후에 사망했는데 부검 결과 뇌는 외견상 매우 심하게 위축되어 있었고 현미경 소견상 피질 세포의 심한 소실, 신경원 섬유매듭^{neurofibrillary tangle}과 신경돌기판^{neuritic plaque}이 대뇌 피질 전반에 걸쳐 발견되었다. 그러나 사실 치매는 알츠하이머가 보고하기 훨씬 전부터 존재해왔다.

BC 2000년 이집트인들은 심장과 횡격막이 정신활동을 주관한다고 생각했지만 노년에 이르면 기억장애가 오는 것을 알고 있었다.

BC 630-650년경 근대법 사상의 아버지라 불리는 솔론^{Solon}은 판단력이 "신체적 고통, 폭력, 약물, 고령 또는 여성들의 신념에 의해 방해 받는다"고 기술했다.

2세기 후반, 아레테우스^{Aretheus}는 기질성 정신장애를 기술하는데 최초로 급·만성 신경질환과 정신질환을 구별했다.

그리스와 로마 역사를 보면 상식을 벗어난 기이한 행동을 보인 인물들에 대한 기록이 나온다. 예를 들면 트로이 전쟁 때 그리스군 총지휘관이었던 아가멤논은 트로이를 공격하기로 예정된 함대를 지휘하기 위해 자신의 딸을 거의 죽일 뻔하고, 로마의 황제 네로는 대화재로 로마가 불타는 광경을 보며 비올라를 연주했다고 전한다.

르네상스 시대의 철학자 로저 베이컨^{Roger Bacon, 1214-1294}은 "노망

senility은 원초적 죄의 결과"라는 견해를 피력했다. 그러나 전반적으로 기억수실과 어린아이처럼 유치한 방식으로 행동하는 것을 이미하는 것 이상 치매에 대한 인식은 없었다. 예를 들면 앙드레 뒤 로랑André du Laurens, 1558-1609은 정신박약이면서 기억력이 상실되고 판단력이 없어진 어린아이 같은 환자들에 대해 기술했다

근대 정신의학의 창시자인 필리프 피넬Philippe Pinel, 1745-1826은 최초로 치매에 대해 훌륭한 기술을 남겼다. 1797년에 치매dementia란 신조어가 만들어졌다는 기록이 있으나, 1754년 간행된 프랑스 백과사전에 이미 치매가 언급되어 있고, 1794년과 1799년 사이에 결혼한 어떤 여성이 재판을 받지 않으려고 미친 척하며

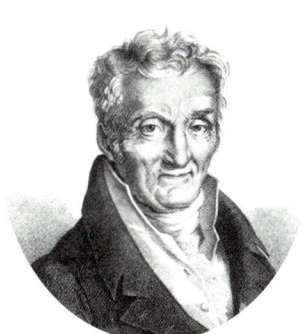

필립 피넬
Philippe Pinel, 1745~1826

광증insanity을 가장한 사례에서 치매란 용어가 프랑스 법률에 공식적으로 등장하다.

장 에스퀴롤Jean Etienne Esquirol, 1792-1840은 치매를 급성, 만성, 노인성 등 세 가지 형태로 나누고 노인성 치매와 치매 환자를 다음과 같이 기술했다. "치매란 뇌질환으로 감각sensibility, 지능intelligence과 의지will의

장애를 특징으로 한다. 치매 환자들은 부유한 사람이 가지고 있던 물건들을 잃어버려 가난해진 것과 같다."

제 2 장
치매란 무엇인가?

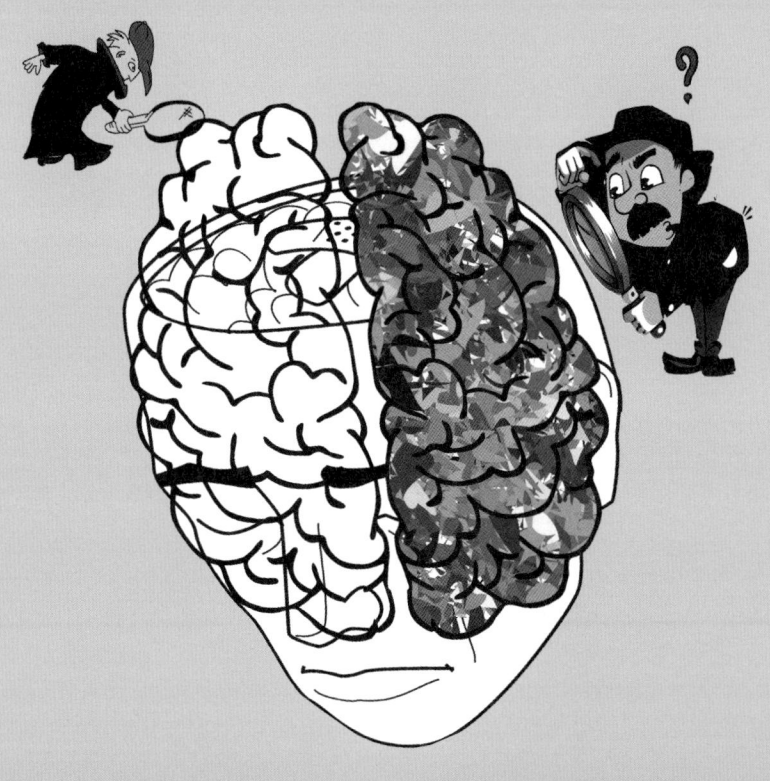

제2장 치매란 무엇인가?

치매^{dementia}라는 용어는 "de out of mens mind ia state of"라는 라틴어에서 유래된 것으로 "정신이 없어진 상태"라는 의미를 갖는다. 태어날 때부터 지적능력이 모자라는 경우를 정신지체^{mental retardation}라고 하는 반면, 정상적인 생활을 하던 사람이 후천적으로 다양한 원인에 의해 신경세포가 손상되어 기억력을 포함한 다발성 인지기능장애가 지속적으로 발생하는 상태를 치매라 일컫는다. 이때 인지기능 상실이 직업적 업무수행이나 사회생활에 상당한 지장을 초래할 정도이며, 의식의 혼탁이 동반되지 않아야 한다. 치매는 단일 원인 또는 단일 병리 과정에 의해 생기는 특정 질병이 아니고 70-90여 가지의 다양한 병리적 원인에 의해 발생되는 증후군^{syndrome}이다.

치매 환자를 만났을 때 이상 언급한 4가지 즉, ❶인지기능 평가 ❷일상생활능력 평가 ❸이상행동 및 심리증상 유무 평가 ❹ 원인질환 평가를 염두에 두면 진찰에 많은 도움이 된다. 이 네 가지 항목을 ADL, Behavior, Cognition, Differential diagnosis의 첫 글자를 따서 ABCD라고도 한다.

(1) 평가항목

치매가 의심되는 환자를 처음 대했을 때 상기 언급한 인지영역을 염두에 두고 질문을 하는 것이 좋다. 이들 인지영역 중 환자의 일상생활과 직접적으로 관련이 있는 5개의 증상은 다음과 같다.

① 기억장애

치매 환자의 가장 흔한 증상은 기억장애다. 따라서 기억장애에 대한 문진은 매우 중요하다. 다음 4가지 항목을 생각하면서 문진할 것을 추천한다.

- 기억장애가 언제 생겼는가?

기억장애가 서서히 생겼는지, 갑자기 생겼는지 물어본다. 일반적으로 퇴행치매는 기억장애가 서서히 발생하고, 혈관성치매나 뇌외상 traumatic brain injury 때는 갑자기 발생한다.

- 기억장애 발생 이후 경과는 어떤가?

계속 진행하는지 아니면 중간에 호전이 된 적이 있는지, 또는 좋아지지도 나빠지지도 않고 비슷한지 물어보아야 한다. 일반적으로 퇴행치매라면 계속 진행하고, 혈관성치매는 변동이 있으며 중간에 일시적으로 호전되기도 한다. 뇌외상 $^{교통사고\ 등}$에 의한 기억장애라면 처음 다쳤을 때 가장 심하고 서서히 좋아져 완전 회복되거나, 장애가 남을 것이다.

- **기억장애의 내용은 어떤가?**

환자나 보호자로부터 기억장애에 대한 생생한 예를 들으려고 노력해야 한다. 언제, 어떤 일이 있었는지 구체적인 예를 듣는다.

- **현재 기억장애의 정도는 어떤가? 크게 네 단계로 나누어볼 수 있다**

첫 번째 단계는 건망증 수준의 기억장애다. 예를 들어, 최근 몇 주 동안 있었던 사건 중 중요한 것은 기억하지만 자세한 사항이나 사소한 기억은 잊는다. 그러나 힌트를 주면 기억해낸다.

두 번째 단계는 건망증을 넘어 초기 치매 수준의 기억장애다. 즉, 최근 몇 주 동안 있었던 중요한 사건 $^{예를\ 들어\ 여행을\ 갔거나,\ 결혼식이나\ 장례식에\ 참석한\ 일}$도 잊는다. 힌트를 주어도 다 기억해 내지 못한다. 중요한 물건을 어디에 두고 찾는 일이 잦아진다. 이 정도 되면 기억장애가 주위 사람들의 눈에 띄게 된다.

세 번째 단계는 중기 치매 수준의 기억장애다. 오전에 있었던 일을 오후에 대부분 기억하지 못한다. 때에 따라 몇 분 전의 일도 전혀 기억하지 못하거나 돌아서면 잊어버린다. 그러나 아직까지 오래된 기억^{배우자의 직업, 본인의 출생지 등}은 비교적 기억한다.

네 번째 단계는 말기 치매 수준의 기억장애다. 수분 전의 일을 까맣게 잊을 뿐 아니라 오래된 기억도 거의 하지 못한다.

② 언어장애

언어장애의 가장 흔한 형태는 하고 싶은 표현이 금방 나오지 않거나 물건 이름을 금방 대지 못해 머뭇거리는 증상이다. 그 밖에 읽기·쓰기 장애가 있고, 갈수록 말수가 감소하기도 한다.

③ 시공간능력 저하

시공간능력이란 '공간에서 보면서 하는 행동'을 말한다. 시공간능력이 저하되면 방향감각이 떨어진다. 처음에는 익숙하지 않은 곳에서 길을 잃는 정도지만, 심해지면 동네에서 길을 잃거나 아파트에서 동이나 호수를 찾지 못한다. 더 심해지면 집안에서 화장실을 찾지 못하게 된다.

④ 계산능력의 감소

돈 관리가 허술해지고, 계산을 기피하거나 잔돈을 주고받는 데 실수가 생길 수 있다.

⑤ 전두엽 집행기능

전두엽이 손상되면 여러 증상이 발생하는데 대표적인 증상은 성격변화다. 이러한 성격변화는 치매 환자 평가의 세 번째 항목인 이상행동 평가와 겹치는 경향이 있다. 전두엽 기능에 변화가 오면 의욕적이던 사람이 만사를 귀찮아하고 하루 종일 잠만 잔다든가, 매우 활동적이고 사교적이던 사람이 모임에 나가는 것을 싫어하거나 대화를 피한다든가, 전혀 화를 내지 않던 사람이 쉽게 화를 내거나, 판단력이 떨어지고, 결정을 못 하여 우유부단해지고, 고집이 세진다.

치매 환자를 면담할 때 빼놓지 말아야 할 것이 이상행동에 대한 점검이다. 치매 환자에서 이상행동의 중요성은 첫째, 드물지 않게 이상행동이 인지기능 장애보다 먼저 나타난다. 둘째, 보호자가 느끼는 고통의 주원인이 된다. 셋째, 가족들에게 심리적으로 상처가 되고, 경제적 부담을 안겨주는 시설 입소의 주된 이유가 된다. 넷째, 약물로 호전될 수 있다는 것이다.

흔한 이상행동은 망상delusion, 환각hallucination, 초조/공격성agitation/aggression, 우울증depression, 불안anxiety, 다행감euphoria, 무감동apathy/indifference, 탈억제disinhibition, 쉽게 화냄irritability/lability, 반복적인 행동aberrant motor behavior, 수면장애night-time behavior, 식습관의 변화appetite/eating change 등으로 이들 항목을 보호자에게 물어보아야 한다.

일상생활능력Activities of Daily Living, ADL을 독립적으로 수행한다는 것은 자신을 돌보는 데 필요한 기초적 일상생활과 사회생활을 유지하기 위한 복합적 일상생활을 독립적으로 수행할 수 있다는 의미다.

ADL은 크게 두 가지로 구분할 수 있다. 첫째는 신체적 ADLphysical ADL, P-ADL 또는 기본적 ADLbasic ADL, B-ADL로 대소변 가리기, 화장실 사용, 세면, 목욕하기, 식사, 옷 입기, 이동, 보행, 계단 오르기 등 기본적이고 육체적인 기능들이 포함된다. 둘째는 도구일상생활능력Instrumental Activities of Daily Living, IADL으로 전화사용, 물건 사기, 음식장만, 돈 관리 및 재정적인 일 수행, 가정 돌보기, 교통수단 이용 및 길 찾기, 취미생활, 약 복용, 읽기, 세탁, TV 보기 등의 여가활동, 탐구적·창의적 활동, 상황대응 수준 등 보다 복잡한 기능들이 포함된다. 치매 환자들은 인지기능 저하로 IADL의 저하가 흔히 나타난다.

치매 환자에서 IADL 평가가 중요한 이유는 다음과 같다.

첫째, IADL 평가는 치매를 진단하는 데 중요하다. 치매의 진단기준에서는 인지장애뿐 아니라 그로 인한 일상생활이나 사회생활의 장애가 포함된다. 환자의 인지기능이 떨어져 있으나 일상생활에 유의한 지장이 없다면 치매로 진단하지 않는다. 이때는 치매가 아니라 나이에 따른 양성건망증이나 경도인지장애 mild cognitive impairment 를 고려해야 한다.

둘째, IADL 평가는 치매의 조기진단에 유용하다. 치매에서 신체적 ADL은 말기까지 유지되나 IADL은 초기부터 감퇴된다. 신경심리검사를 통한 객관적인 인지기능 저하가 나타나기 전에 IADL 저하를 가족이 먼저 발견하는 경우가 있을 정도로 IADL 평가는 초기 치매를 진단하는 데 민감하다.

셋째, 최근 치매 치료제의 효과를 판정하는 데 IADL의 향상이 중요한 판단기준이 되고 있어 IADL의 평가가 더욱 중요해졌다.

제 3 장
치매의 위험인자와 보호인자

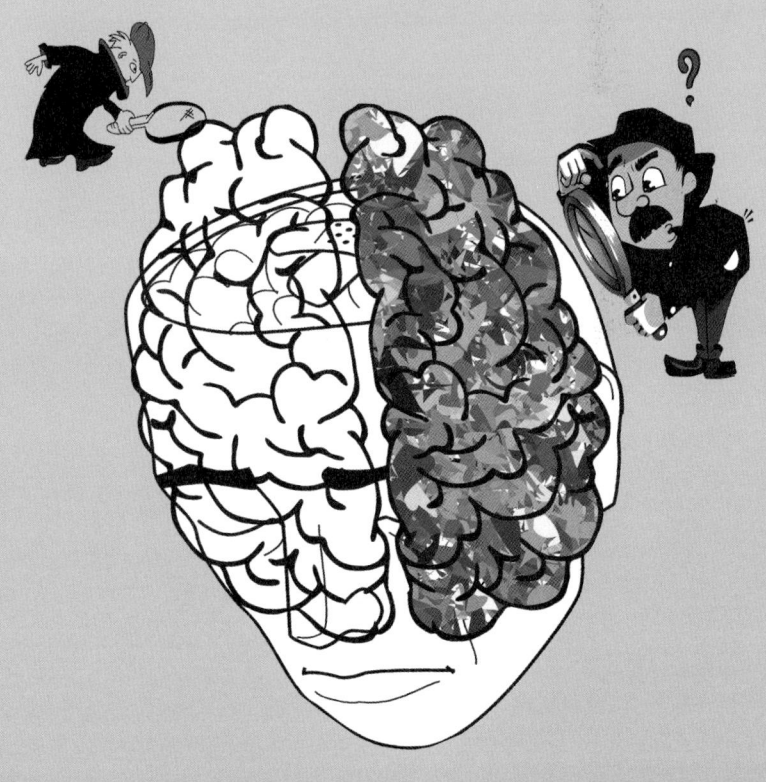

제3장 치매의 위험인자와 보호인자

1. 치매의 위험인자

(1) 조절할 수 없는 위험인자

① 나이

알츠하이머병은 65세부터 5년마다 발생률과 유병률이 두 배씩 증가하여 90세에 최고점에 도달한다. 세월이 흐르면서 환경적 요인이나 유전적 요인에 더 오랜 기간 노출되기 때문이다. 이런 요인들에 의해 알츠하이머병 환자의 뇌에서 노인판 senile plaque 과 신경원섬유매듭 neurofibrillary tangle, NFT 의 침착 부위와 양이 정상적인 뇌와 달라진다.

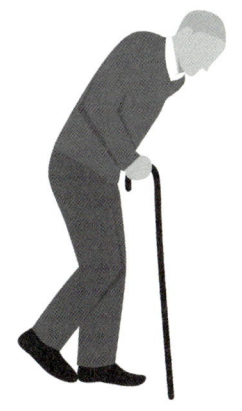

② 성별

알츠하이머병의 유병률은 여성에서 남성보다 월등히 높다. 그 이유는 호르몬, 교육, 평균수명의 차이로 설명한다. 혈관성치매는 여성보다 남성이 많지만, 고령이 되면 여성의 발병률이 높아져 90대 이후에는 유병률 차이가 사라진다. 성별에 따른 치매 위험도 차이는 에스트로겐이 베타 아밀로이드의 침착을 감소시키고, 뇌혈류를 증가시키고, 아포지단백 유전자형 APOE의 작용을 조절하기 때문인 것으로 생각된다.

③ 유전인자

친형제가 알츠하이머병인 경우 90세에 알츠하이머병으로 진단될 위험도는 24-50%로 알려져 있다. 또한 일란성 쌍생아의 경우 40-50% 정도로 가족력의 영향이 강하다. 초로기 가족형 알츠하이머병은 전체 알츠하이머병의 약 1%를 차지하며 상염색체 우성으로 유전되고 아밀로이드 전구단백질 amyloid precursor protein, APP, 프리세닐린 1 presenilin1, PS-1, 프리세닐린 2 presenilin2, PS-2 등 3가지 유전자 중 적어도 한 가지의 변이로 인해 발생한다.

노년기 산발성 알츠하이머병은 매우 복잡한 유전 형태를 보인다. 이는 수많은 유전자와 다른 요소들이 치매 발생에 영향을 주기 때문이다. 그중에서도 아포E ε4 대립유전자를 가진 경우 4배 정도 위험도가 높고, 발병 시기도 앞당기는 것으로 알려져 있다. 아포지단백 유전자형의 역할은 아직 완전히 규명되지 않았으나 ε2, ε3, ε4 대립유전자의 3가지 유전자 다형성이 있다. 아포E ε2 대립 유전자는 알츠하이머병의 보호인자로 작용한다.

(2) 조절 가능한 위험인자

① 알코올 섭취

적절한 알코올은 심혈관과 뇌혈관 질환, 치매의 발병을 낮추지만 과도한 섭취는 치매 발병을 증가시켜 'J' 형태의 위험인자가 된다. 적절한 양의 알코올 섭취는 뇌에서 기억을 담당하는 대사물질을 증강시키고, 고밀도 지단백을 높여 혈관을 안정화시킨다. 특히 적포도주는 다른 술보다 심혈관과 뇌혈관 질환, 치매 예방효과가 크

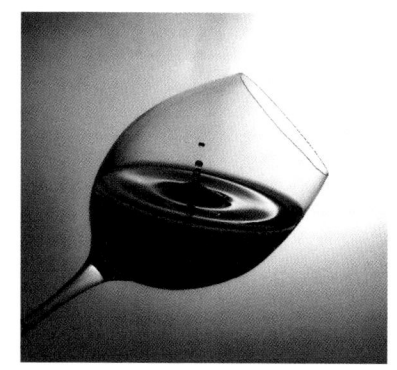

며, 항산화물질이 들어 있어 인지기능에 좋은 영향을 미친다고 한다. 알코올의 최대 허용치는 여성은 하루 2잔, 남성은 하루 3잔 이하이다.

② 흡연

흡연은 알츠하이머병을 포함한 모든 치매의 위험요인이며, 심혈관 및 뇌혈관 질환의 확실한 위험인자다. 중년기에 흡연을 하면 20년 후 치매에 이환될 확률이 비흡연가보다 두 배 높다.

③ 비만

비만과 과체중은 혈관 질환의 위험을 높이며, 특히 알츠하이머병과 혈관성치매의 위험요인이다.

중년기 신체질량지수 body mass index 의 증가는 치매, 특히 알츠하이머병의 위험인자이며 고혈압, 동맥경화, 지질이상 등을 일으킨다. 비만은 제2형 당뇨병의 발병을 증가시키는데, 당뇨는 다시 뇌혈관 질환과 치매의 위험요인이 된다. 70세에 과체중인 여성은 신체질량지수가 정상인 사람에 비해 10-18년 후 알츠하이머 병의 발병률이 3.6배 높다는 보고가 있다.

④ 고혈압

고혈압은 심혈관질환, 열공경색$^{lacunar\ infarction}$ 등 뇌혈관 진환, 혈관성치매의 가장 중요한 위험인자다. 중년의 고혈압은 혈관성치매와 알츠하이머병의 위험인자이며, 알츠하이머병 병리소견의 증가와 관련되고, 노년기의 정상 혹은 저혈압은 인지기능 저하와 관련이 깊다.

파이진^{Feigin} 등의 메타분석에 의하면 고혈압을 치료하면 혈관성치매뿐 아니라 알츠하이머병의 예방에도 효과적이다. 또한 지속적인 저혈압은 심부 백질의 저혈류와 경색을 일으키고 이로 인한 백질의 변성은 피질과 피질하의 연결 경로를 차단시켜 인지기능을 저하시키므로 치매 예방에 있어 적정한 혈압에 대한 논의는 지속되어야 한다. 어떤 경우든 적절한 혈압조절을 통하여 치매의 발생시기와 진행을 늦출 수 있다.

⑤ 당뇨병

당뇨병은 인지기능의 변화와 관련이 깊다. 제1형 당뇨병은 인지 속도를 늦추고 사고의 유연성을 감소시키며, 제2형 당뇨병은 학습과 기억, 사고 유연성과 속도에 영향을 미친다. 당뇨병과 치매의 연관성에 대해서는 제2형 당뇨병이 인지기능 저하를 가속화시킨다는 연구 결과가 많다. 그 이유로는 첫째, 생체 내 당의 불균형이 혈관 손상을 일으키고, 이로 인해 미세 혈류장애가 일어나 병리현상을 유발한다. 둘째, 당뇨병은 알츠하이머병의 위험을 증가시키는 기본 병인인 아밀로이드 판amyloid plaque, AP 과 신경섬유매듭체 및 산화성 손상을 증가시킨다.

⑥ 고콜레스테롤혈증

저밀도 지질단백질low-density lipoprotein, LDL은 뇌졸중을 동반한 치매의 독립적 위험인자이다. 고콜레스테롤혈증은 동맥경화를 일으키고 혈류 흐름에 영향을 줄뿐만 아니라, 최근 연구에서 아밀로이드 전구단백질 대사를 조절함으로써 알츠하이머병에 영향을 주고, 신경세포체 내의 판plaque 형성을 촉진시켰다.

알츠하이머병에서 콜레스테롤의 감소는 직접적인 베타 세크레타아제β-secretase 감소 및 알파 세크레타아제α-secretase 활성도 증가와 관련된다. 로테르담Rotterdam 연구에서는 섭취하는 지방, 포화지방산, 콜레스테롤이 높으면 알츠하이머병을 포함한 치매의 위험도가 높아졌다. 또한 핀란드에서 1,449명을 21년 동안 추적관찰한 결과, 중년기평균 50세의 총콜레스테롤 양은 노년기의 알츠하이머병의 위험도를 증가시킨다.

⑦ 두부손상

의식소실을 일으킬 정도의 두부손상은 치매 위험을 2배 정도 증가시킨다고 보고되었다. 특히 초기 성인기의 두부손상은 노년기 알츠하이머병과 다른 치매의 위험성도 증가시킨다. 아포E ε4 대립 유전자를 갖고 있는 사람이 의식손상을 동반한 두부손상을 받을 경우 치매 위험은 약 10배 정도 높지만, 아포E ε4가 없는 군에서는 두부손상과 알츠하이머병의 관련성이 없었다.

두부손상에 의한 알츠하이머병의 위험도 증가는 남성에서만 관찰되고 여성에서는 뚜렷하지 않은데, 에스트로겐이 신경보호역할을 한다는 가설이 제시되었다. 두부손상이 뇌와 뇌척수액에서 아밀로이드 생성 경로를 활성화시키는데, 아포E ε4 대립유전자를 가진 환자에서는 증가한 아밀로이드가 배출되지 않고 축적되어 알츠하이머병과 치매 발생률을 높인다고 설명한다.

⑧ 우울증

우울증은 치매환자에서 흔하여 유병률이 약 12%에 이른다. 우울증은 치매의 전조증상 또는 초기증상으로 나타날 수 있다. 또한 우울증 환자는 치매로 진단될 정도로 심한 인지기능 장애를 보이기도 한다.

우울증과 동반된 코티졸 증가가 스트레스를 일으키고 신경세포 괴사를 유발한다는 가설이 있어, 치매 환자의 인지기능을 평가할 때는 우울증을 반드시 확인해야 한다.

⑨ 갑상선 기능 이상 및 치매 관련 대사질환

갑상선 호르몬 이상 시 치매, 특히 알츠하이머병의 위험이 높아진다. 갑상선기능 저하증은 노인에서 흔하다. 프레밍엄 Framingham 연구에서 2,000명의 갑상선기능 이상 환자를 13년간 추적관찰한 결과 209명이 알츠하이머병에 이환되었는데 특히 갑상선자극 호르몬 thyroid stimulating hormone, TSH 수치가 2.1 이상인 여성이 1.0인 여성보다 두 배가량 치매 위험도가 높았다.

또한 갑상선 기능 이상은 인지기능 이상과 관련이 있다. 치매의 증상을 보이지 않는 갑상선 기능저하증 노인에서도 인지기능 검사 중 단어 유창성 word fluency, 시공간기능 visuospatial abilities, 학습능력 등이 정상 대조군보다 낮은 수행결과를 보였다.

기타 치매 관련 대사질환에는 부갑상선 기능이상, 에디슨병, 저혈당, 간성뇌증, 요독증, 저산소증, 전해질 이상, 비타민 결핍 등이 있다.

⑩ 매독

과거에는 매독도 치매의 중요한 원인 중 하나였다. 오랜 기간 치료하지 않은 매독은 기억력 장애, 다양한 정신증상, 균형감각 상실, 소변장애, 각종 신경학적 이상증세를 나타낼 수 있다.

⑪ 비타민B12, 엽산, 호모시스테인

비타민B12가 저하되면 인지기능이 정상인보다 낮아지는 경우가 많다. 엽산의 저하는 심혈관질환뿐 아니라 알츠하이머병을 비롯한 치매의 위험인자다.

혈중 호모시스테인의 증가는 노인에서 흔하며 엽산 및 비타민B12 결핍의 민감한 지표로 뇌혈관 및 심장 혈관을 포함하는 혈관성 질환의 중요한 위험인자다.

프레밍엄 연구에서 111명의 치매환자를 8년 동안 추적 관찰한 결과 고호모시스테인혈증 자체가 독립적으로 알츠하이머병의 상대 위험도를 1.8배 높였고, 특히 혈중농도가 14μmol/L 이상이면 위험도가 거의 두 배 이상 높아졌다.

(3) 기타 위험인자

① 심방세동

심방세동이 치매의 위험인자인지에 대해서는 좀 더 연구가 필요하지만, 근래 연구에 따르면 치매나 알츠하이머병의 발병 위험을 높인다. 심방세동은 뚜렷한 뇌졸중 없이도 알츠하이머병과 혈관성치매를 증가시키며, 심방세동을 가진 치매환자는 사망 위험도 높다. 기전은 불명확하나 알츠하이머병에서 염증인자 등이 심방세동과 관련되지 않을까 하는 가설이 제기되었다.

② 뇌졸중

뇌졸중 후 치매는 열공성 뇌경색이나, 좌측반구에 병변이 있을 때 많이 동반된다. 뇌졸중 1년 후 생기는 혈관성치매의 발생률은 60세 이상에서 5.4%이지만, 90세 이상에서는 10.4%로 높아진다. 열공성 뇌경색 발생 4년 후 23%의 환자에서 치매가 발생하는데 이는 정상군의 4배에서 12배에 달하는 수치. 60세 이상에서 뇌경색을 앓은 환자의 치매 유병률은 26.3%인데 역시 정상군에 비해 무려 9.4배 높은 수치이다. 따라서 뇌졸중 자체가 치매의 위험인자이다.

2. 치매의 보호인자

① 운동

프레밍엄 연구에서 중등도 이상의 운동이 뇌졸중이나 심혈관계질환의 위험성을 낮추고, 고밀도 콜레스테롤 수치를 높였다. 대규모 인구를 대상으로 한 여러 코호트 연구에서도 운동이 알츠하이머병과 기타 치매의 위험도를 낮추는 보호인자로 작용했다.

특히 중년기의 신체적 활동은 치매와 알츠하이머병의 위험을 낮춘다. 운동을 꾸준히 하면 뇌 혈류량이 증가하면서 뇌 아밀로이드 단백질이 감소하고, 뇌유래 신경영양인자 brain-derived neurotrophic factor, BDNF 가 증가한다. 적어도 1주일에 2번, 30분 이상 숨이 다소 가쁘거나 땀이 흐를 정도의 운동이 권장된다.

이렇게 운동을 꾸준히 하면 치매와 알츠하이머병의 위험을 반으로 줄일 수 있다. 근력 강화운동은 근력은 물론 균형감각도 향상시키며, 감각, 인지기능, 운동기능을 동시에 자극하면 더욱 효과적이다.

치매환자에서 규칙적인 운동은 정보처리능력과 기억력, 실행능력, 운동 협응력, 운동 학습력에 매우 좋은 영향을 준다.

② 교육과 지적 자극

낮은 교육수준은 특히 남성에서 알츠하이머병의 위험인자이다. 교육수준이 낮을수록 치매 위험이 증가하고, 아동기 정신활동의 감소가 뇌의 자원을 일찍 고갈시켜 치매 증상의 출현을 촉진한다는 연구가 있다. 반대로 높은 교육수준, 또는 높은 지능지수가 치매 발병에 보호 효과가 있을 것으로 생각된다. 지능 저하를 보이는 집단에서는 노화가 정상 집단보다 빠르게 진행되며, 다운증후군이 없는 지능 저하군에서 치매의 유병률은 정상보다 3-4배 높다. 인지활동을 자주 하는 경우 작업기억력과 인지처리속도가 빨라지며, 지속적인 인지활동은 뇌를 보호하는 효과가 있어 치매와 알츠하이머병의 발병을 감소시킨다. 인지기능을 요하는 여가 활동에는 독서, 보드게임 ^{바둑, 장기, 카드놀이 등}, 악기연주, 춤 등이 있다.

③ 비스테로이드소염진통제

치매 예방효과를 기대하고 비스테로이드소염진통제^{NSAID}를 지속적으로 사용할 것인지에 대해서는 의견이 분분하다. NSAID가 뇌의 염증반응을 줄여 치매, 특히 알츠하이머병의 발병을 예방할 수 있다는 가정하에 연구가 시행되었다. 후향적, 대규모 인구를 대상으로 한

NSAID 연구에서 알츠하이머병과 혈관성치매의 위험도가 모두 감소했다. 10,275명을 대상으로 한 네덜란드 연구에서는 알츠하이머병에서만 NSAID의 예방효과가 관찰되었다. 특히 아포E ε4 대립유전자를 갖는 경우에 두드러졌으며, 2년 이상 장기 사용 시 의미 있는 예방효과가 있었다.

④ 항산화제

자유기 free radical 에 의한 산화손상은 알츠하이머병과 파킨슨병의 발생과 연관이 있다. 비타민A, C와 E는 알츠하이머병과 혈관성치매에서, 비타민C는 파킨슨병 치매에서 낮았다. 지역거주 노인 대상 연구에서는 비타민E의 식이섭취가 알츠하이머병 위험을 현저히 감소시켰다.

⑤ 호르몬 대체요법

호르몬 대체요법이 인지기능에 미치는 영향은 두 가지로 설명되는데, 뇌의 구조에 직접 영향을 주거나, 심혈관계를 통해 간접적으로 영향을 준다는 가설이다. 특히 호르몬 대체요법은 시각기억력, 언어기억력, 실행능력, 사고 형성 등과 관련이 있다는 보고가 있고, 치매의 위험을 낮춘다는 보고도 있다. 여성은 호르몬 변화에 취약한데 호르몬 대체요법을 받은 여성에서 치매나 알츠하이머병의 발병이 감소한다는 역학 연구로 호르몬 대체요법이 폐경기 여성에서 치매, 특히 알츠하이머병의 발병을 지연시키거나 예방할 수 있는지에 대한 연구가 진행되었다.

하지만 호르몬 대체요법이 정상 노인 여성의 인지기능을 향상시킨다는 근거는 미약하며, 호르몬 대체요법과 치매 위험도에 대한 분석에서도 60세 이상에게 투여했을 때 오히려 위험을 증가시킨다는 상반된 연구 결과도 있어 현재 호르몬 대체요법을 치매 예방 목적으로 추천하지는 않는다.

제 4장
치매의 이상행동 심리증상이란

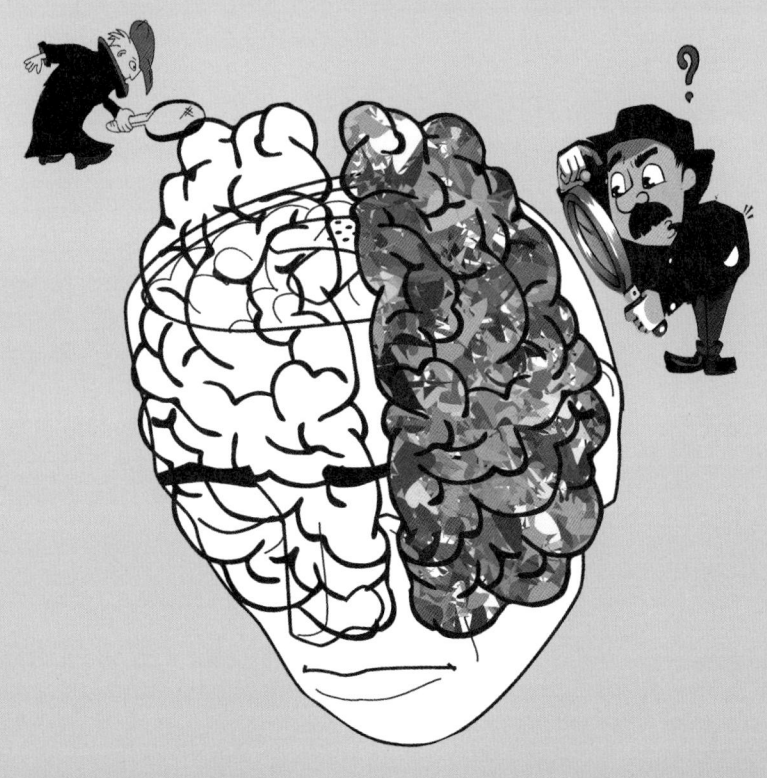

제4장 치매의 이상행동 심리증상

1. 치매의 이상행동

① 공격행동

공격행동에는 신체 및 언어공격, 과민성 irritability 및 억제되지 않는 행동 등이 있다. 신체 공격행동으로는 때리거나 깨물기, 물건을 던지거나 침을 뱉는 행동 등이 있으며, 언어공격행동으로는 욕이나 다양한 언어폭력이 있다.

과민성은 자꾸 말싸움을 하려고 하거나, 삐죽거리고, 화내고, 큰소리로 소리 지르며 울분을 터뜨리는 행동을 말한다. 억제되지 않는 행동으로는 지나치게 친한 척을 한다거나, 부적절한 충고나 간섭, 폭력 등이 있고, 성적행동으로는 강박적 자위행위나 성기 드러내기, 부적절한 성적접촉 등이 있다.

② 우울증상

알츠하이머병 환자의 약 40-50%에서 우울증상이 발생한다. 청장년기의 우울증상에서는 슬픔이 흔한 반면, 치매 환자에서 보이는 우울증상은 흥미가 없고, 일을 시작하거나 지속하는 능력이 감소하며, 자신감이 없고, 자존심이 낮은 특징을 보인다. 청장년기의 우울증과는 달리 죄책감 및 자살사고는 심하지 않다. 치매 환자에서 우울증상이 있으면 불안감도 증가하는데, 과도한 걱정, 두려움, 특히 버려지지 않을까 하는 불안이 흔히 동반된다. 뇌 기능상 검사에서는 우울증과 관련된 부위가 다양하게 보고된다. 이는 뇌간에서 노르에피네프린 norepinephrine 및 세로토닌 serotonin 의 감소가 대뇌에 다양한 영향을 미치기 때문이다.

③ 무감동

동기상실과 목표지향적 행동의 감소를 말한다. 무감동에서 발생하는 정서변화로는 표현의 상실이나 무변화가 있고, 감정변화로는 주변에 대한 무관심이나 흥미 상실, 인지변화로는 생산적 사고의 저하, 호기심이나 관심의 감소 및 일상적인 일에 대한 관여도 감소를 들 수 있다. 행동적인 측면으로는 모든 일에 노력이 부족하고, 생산성이 감소하며, 새로운 행동을 하기 힘들거나, 일정한 행동을 계속 유지하는 것이 어려워진다. 뇌 기능상 검사에서 무감동은 선대상회 anterior cingulate 와 전두엽 피질 frontal cortex 의 대사 및 혈류 감소 소견을 보인다.

④ 과다행동

공격성을 동반하지 않는 행동증상으로 옷을 적절하게 입지 못하고, 함부로 옷을 벗거나, 반복하여 부르는 행동 등이 있다. 배회 또한 심각한 운동초조증상 중 하나로 목적 없는 보행, 서성거리기 pacing, 밤에 돌아다니기, 집을 나가려는 반복적 시도 등의 형태로 나타난다.

환자의 시공간능력 상실과 관련성이 높고 치매 증상이 심해질수록 흔히 나타난다. 배회증상은 보호자들을 힘들게 하며 치매 환자가 입원하는 주요 원인 중 하나이다. 반복행동 repetitive behavior 혹은 상동행동 stereotyped behavior 은 계속 손뼉을 치거나, 몸을 반복하여 때리거나, 세탁물을 접었다 폈다 반복하는 행동, 강박적으로 이상한 물건을 모으거나 hoarding, 마치 의식을 치르는 듯 특정 행동을 반복하는 행위 등을 말한다. 배회는 좌두정측두영역 left parietotemporal area, 반복행동은 좌안와전두영역 left orbitofrontal area 의 저관류와 관련있다.

⑤ 정신적 증상

정신증적 증상, 특히 망상은 수용시설에 보내지는 주요 원인이다. 망상이란 현실과 동떨어진 생각으로 이성적이고 논리적인 방법으로 교정되지 않는 그릇된 신념을 말한다.

치매에서 생기는 망상은 정신분열병과 달리 체계화되지 않고, 구체적이지 못하며, 내용이 자주 바뀌는 특징이 있다.

망상의 내용은 망상적 착오 delusional misidentification 와 피해망상이 많다. 흔한 망상적 착오로는 집에서 일어나는 일이 TV 화면으로 나온다 picture sign, 사기꾼이 자기 집과 친구들을 바꾸어 놓았다 Capgras syndrome, 지금 이 집은 내 집이 아니다는 것 등이며, 누군가 물건을 훔쳐간다는 도둑망상, 배우자가 부정한 일을 저지르고 있다는 부정망상 delusion of infidelity, 누군가 자신의 집에 살고 있다는 망상 phantom boarder syndrome 도 있다.

환각이란 감각기관에 대한 외부자극 없이 발생하는 감각적 경험, 즉 없는 자극을 있는 것처럼 경험하는 것을 말한다. 치매에서 환각은 망상보다는 적으며, 대개 환시가 환청보다 흔하다.

2. 치료

Ⅰ. 전형적 신경이완

(1) 부작용 - 중추신경계

① 급성 추체외로 부작용

급성 추체외로 부작용에는 파킨슨 증후군parkinsonian syndrome, 급성 근육긴장이상증acute dystonia, 정좌불능증akathisia이 있다. 클로자핀clozapine과 쿠에티아핀quetiapine 사용 시에는 거의 발생하지 않는다.

치매의 행동심리증상에 사용하는 정신작용제

종류	시작용량 mg	사용범위 mg
Haloperidol	0.25-0.5	0.25-3 5
Thiothixene	1	1-10
Thioridazine	10	10-100
Clozapine	6.25-12.5	12.5-100
Risperidone	0.25-0.5	0.25-3
Olanzapine	2.5	2.5-7.5
Quetiapine	12.5-25	25-100

파킨슨 증후군의 증상은 가면모양얼굴 mask-like face, 안정떨림 resting tremor, 톱니바퀴경축 cogwheel rigidity, 짧으면서 끄는 걸음 shuffling gait, 정신운동지연 psychomotor retardation 등으로 파킨슨병 Parkinson's disease 과 유사하다.

근육긴장이상증은 사경 torticollis, 목후굴 retrocollis, 안구운동발작 oculogyric crisis, 활모양강직 opisthotonus 등으로, 대개 항정신병 약물 투여 후 수일 혹은 수주 내에 발생한다. 급성 근육긴장이상증은 젊은 환자들에 비해 극히 드물고, 몸통이 한쪽으로 기울어지는 피사 증후군 Pisa syndrome 이 간혹 발생한다.

정좌불능증은 움직이지 않을 수 없는 충동으로 인해 가만히 앉아 있지 못하고 앉았다 섰다를 반복하거나 서성이는 행동을 계속하는 운동성 안절부절증 motor restlessness 으로 노인에서도 흔히 발생한다.

일반적으로 추체외로 증상이 생기면 항파킨슨약 antiparkinsonian drug 을 사용하거나, 기존 항정신병 약물을 감량하거나, 다른 항정신병 약물로 전환하는 것이 바람직하다. 환자의 정신증상이 호전된 상태에서 추체외로 부작용이 발생했다면, 우선 항정신병 약물을 감량한다. 그러나 정신증상이 지속된다면, 항파킨슨약을 병행하거나 다른 항정신병 약물로 전환하는 것이 좋다. 특히 심한 추체외로 부작용으로 인해 용량을 증량하기 곤란할 경우에는, 이러한 부작용이 적은 비전형적 항정신병 약물 atypical antipsychotic 로 전환한다.

② 지연성 추체외로 부작용

지연이상운동증 tardive dyskinesia 은 2년 이상 항정신병 약물을 복용한 후 발생하는 불수의 운동이상이다. 일부 환자에서는 1년 이내에 발생하기도 한다. 나이가 들수록 발생 위험이 높으며, 남성보다 여성에서 흔하고, 급성 추체외로 증상의 과거력과도 상관관계가 있다.

지연이상운동증에는 볼혀씹기 운동 buccolinguomasticatory movement, 몸통 및 사지의 무도병성 혹은 무정위성 운동 choreiform or athetoid movement, 그리고 혼합형이 있다.

노인에서는 볼혀씹기 운동이 흔하다. 주로 혀를 휘감거나 내미는 행동 tongue twisting and protrusion, 입술을 빨거나 다시거나 오무리는 행동 sucking, smacking and puckering of lip, 씹는 행동 chewing movement 및 턱을 바깥쪽으로 움직이는 행동 lateral jaw movement 등으로 나타난다.

상부 얼굴근육에는 영향이 적다고 알려져 있다. 몸통 및 사지의 무도병성 운동은 몸을 흔드는 행동 body swaying or rocking 이나 골반을 미는 행동 pelvic thrust 으로 나타난다.

간혹 횡경막과 부속호흡근육의 이상운동으로 인한 호흡성이상운동증 respiratory dyskinesia 이 발생하기도 한다. 후두 근육 laryngeal muscle 의 이상운동으로 인해 상기도 막힘 증후군이 발생하거나 꿀꿀거리는 소리 grunting, 신음 소리를 내는 경우도 있다. 머리카락, 얼굴, 손을 계속 만지거나 옷을 잡아당기는 등 복잡한 행동으로 나타나기도 한다.

③ 신경이완제악성증후군

신경이완제악성증후군 neuroleptic malignant syndrome, NMS 은 체온조절과 신경운동조절 기능의 갑작스러운 장애로 인해 신속히 치료하지 않으면 21%에서 사망할 정도로 심각한 중추신경계 부작용이다.

40℃ 이상의 고열, 납관 lead pipe 과 같은 심한 근육 경축, 기면·혼미·혼수에 이르는 의식의 변화, 혈압의 변화·빠른 호흡·발한을 포함한 자율신경계 이상, 혈중 CPK 증가 등이 동반된다.

약 80%에서 약물 투여 후 2주 내에 발생하거나 증량했을 때 나타나고, 빠른 속도로 진행하여 24-48시간 내 최고조에 도달하며, 평균 7-14일 지속된다. 효과적인 치료에 있어 가장 중요한 것은 조기진단 후 원인 약물을 중단하는 것이다.

④ 금단증후군

항정신병 약물들은 바르비투르산염 barbiturate 이나 아편유사직용제 opioid 와는 달리 전형적인 금단증상을 유발하지 않는다. 그러나 갑자기 중단하는 경우, 2-7일 이내에 오심, 구토, 발한, 불면증, 과민성, 두통 등의 증상이 간혹 보고된 바 있다.

⑤ 진정

항정신병 약물을 사용한 후 수일 내로 발생하는 부작용이다. 대개 1-3주 후 사라지지만 노인들의 경우에는 상당기간 지속되기도 한다. 진정 효과가 심할 경우 감량하거나, 진정 효과가 적은 약물로 전환하거나, 1일 사용량을 취침 전에 주는 것이 좋다. 노인을 대상으로 취침 전 한 번만 투여할 경우 과다 용량이 되지 않도록 유의해야 한다.

(2) 부작용 -자율신경계

일부 항정신병 약물이나 항우울제는 중추성 및 말초성 무스카린성 콜린성 수용체 muscarinic cholinergic receptor를 차단하여 시야 혼탁, 입 마름, 변비, 배뇨곤란, 녹내장의 악화를 야기 한다. 입 마름은 식욕감퇴나 지나친 수분섭취를 야기하여 전해질 균형을 깨뜨릴 수 있다. 노인에서 흔히 발생하는 변비가 신경이완제로 인하여 무력장폐쇄증 paralytic ileus 으로 진행할 수도 있다. 전립선비대증 환자의 경우 배뇨곤란이 더욱 악화되거나 이차적으로 요로감염이 발생할 우려가 있다. 시야 혼탁은 기존의 시력장애를 더욱 악화시키는 요인이 되기도 한다.

입 마름이 심한 환자는 자주 입안을 헹구거나 무가당 껌이나 사탕을 이용한다. 당분이 칸디다증 candidiasis의 원인이 되거나 충치를 야기할 수 있기 때문이다. 배뇨곤란의 치료에는 유레콜린 urecholine을 사용한다. 중추성 항콜린성 부작용은 젊은 사람보다 노인들에서 자주 발생한다. 특히 저역가 약물과 항콜린성 약물을 병행하는 경우에 잘 발생한다. 의식 혼탁, 지남력 장애, 기억장애, 환시, 과민성, 잦은 다툼 등의 증상이 동반된다.

(3) 부작용 - 심혈관계

체위성 저혈압 postural hypotension 은 알파 아드레날린성 α-adrenergic 수용체를 억제하는 신경이완제 사용 시 발생하는데, 너무 빠른 속도로 증량하거나 고용량을 사용할 때 잘 나타난다. 노인들의 경우 갑작스러운 저혈압으로 인해 골절이나 뇌출혈 등이 발생할 수 있고, 뇌경색 혹은 심장발작이 나타날 수도 있다. 특히 야간에 소변을 보기 위해 갑자기 일어날 때 발생 가능성이 높으므로 조심해야 한다.

따라서 처음 투약을 시작할 때는 수일간 누운 상태와 선 상태에서 혈압을 모니터하는 것이 좋다. 갑자기 침대에서 일어나지 않도록 하고, 앉은 상태에서 잠깐 동안 다리를 움직이게 하며, 약 1분간 기다렸다가 서게 한다. 환자가 어지러움을 호소하면 다시 앉히거나 눕히는 것이 좋다.

(4) 기타

기타 부작용으로는 경련발작, 체온저하, 고열, 황달, 무과립구증, 체중증가, 항이뇨호르몬 분비이상 증후군 syndrome of inappropriate antidiuretic hormone hypersecretion, SIADH, 피부 부작용 등이 있다.

Ⅱ. 비전형적 신경이완제

근래 개발된 클로자핀, 리스페리돈 risperidone, 올란자핀 olanzapine, 쿠에티아핀 등 비전형적 항정신병 약물은 기존 신경이완제에 비해 부작용이 적기 때문에 노인 환자들에게 많이 사용된다. 부작용으로는 추체외로 증상, 어지러움, 졸림, 오심, 운동항진 등이 있다. 치매 환자에서 비전형적 신경이완제의 투여 원칙은 다음과 같다.

첫째, 일반적 항정신병 약물의 부작용을 감안할 때 노인 환자에게는 비전형적 항정신병 약물을 사용하는 것이 바람직하므로 리스페리돈을 1차약으로 사용한다.

둘째, 치료 목표를 정신병 혹은 행동장애의 완전한 해소보다 환자나 간병인에게 해가 가지 않을 정도의 증상 호전에 두는 것이 바람직하다.

셋째, 처음에 적은 용량을 투여하다가 서서히 증가시킨다.

넷째, 치료 효과는 1주일 내에 발생할 수도 있지만 보통 2-4주 경과해야 나타나기 때문에, 이 기간 동안은 증량을 하지 않는 것이 바람직하다.

다섯째, 일단 적절한 치료 반응을 보이면 부작용이 치료를 저해하지 않는 한 유지해야 한다. 증상이 수개월간 안정되면 점차 감량한다.

여섯째, 초기 용량에 반응이 없을 경우 부작용을 염두에 두면서 승량한다.

일곱째, 최대 용량을 2-4주간 투여했는데도 효과가 없다면 올란자핀등 2차약으로 변경한다.

여덟째, 3차약으로는 쿠에티아핀을 사용한다.

아홉째, 4차약으로는 클로자핀이 적당하다.

열째, 두 가지 이상의 항정신병 약물을 사용해도 증상의 호전이 없을 경우 기분안정제나 항우울제를 병행 투여한다.

(1) 항우울제

① 항우울제 종류 및 용량

치매 환자에서 주로 사용되는 항우울제는 노르트립틸린 nortriptyline 과 데시프라민 desipramine 을 비롯한 2가아민 삼환계 항우울제 secondary amine tricyclic, 독세핀 doxepin 등 사환계 항우울제 tetracyclic, 시탈로프람 citalopram, 플루옥세틴 fluoxetine, 설트랄린 sertraline, 파록세틴 paroxetine 등 SSRI, 트라조돈 trazodone, 네파조돈 nefazodone, 베날라팍신 venlafaxine, 미르타자핀 mirtazapine 등이 있다.

종류	시작용량 mg	사용범위 mg
Nortriptyline	10-20	10-50 (25-100) ?
Trazodone	12.5-25	25-200 (50-150) ?
Fluoxetine	10	10-40 (20-60) ?
Sertraline	25	50-200
Paroxetine	10	10-40
Citalopram	10	10-40
Venlafaxine	12.5	200
Mirtazapine	7.5	15-30
Nafazodone	50	50-200

② 항우울제 부작용

노인에서 삼환계 혹은 사환계 항우울제는 효과에 비해 부작용이 잦으므로 투여에 신중을 기해야 한다. 말초성 혹은 중추성 항콜린성 작용으로 인해, 변비, 입 마름, 배뇨곤란, 시야혼탁, 혼동 혹은 섬망이 발생할 수 있으며, 기존의 좁은앞방각녹내장 narrow angle glaucoma 이 악화될 수 있다. 진정 효과나 체위성 저혈압으로 넘어져 골절이 생기기도 한다. 심장독성이 발생할 가능성도 높다. 항콜린성 효과와 진정 효과는 주의력을 감소시킬 뿐 아니라 기억장애도 유발한다.

플루옥세틴, 설트랄린, 파록세틴, 시탈로프람을 포함한 SSRI는 효과와 안전성으로 인해 노인 환자들에게 많이 사용된다. 이들 약제는 노르에피네프린과 도파민 재흡수에는 거의 영향을 주지 않고, 단지 세로토닌의 재흡수만 억제하기 때문에, 항콜린성 부작용이나 체위성 저혈압 및 심장독성이 없어 노인 치매 환자에게 안전하다.

부작용으로는 식욕감퇴·설사·소화장애·오심·구토 등 위장장애 증상, 자극 효과 stimulating effect로 인한 주간 초조성 행동·야간 불면증·불안·두통 등이 있다.

특히 플루옥세틴은 자극 효과가 강하고 파록세틴은 진정 효과가 강하다. 플루옥세틴은 수면장애, 경련, 정좌불능증, 추체외로 증상, 근육긴장이상증과 같은 부작용을 야기한다는 보고가 있다. 또한 체내 포도당 농도를 감소시킬 수 있기 때문에 당뇨 환자는 혈당을 모니터하면서 혈당강하제의 용량을 조절할 필요가 있다. 드물게 저나트륨혈증과 SIADH를 야기할 수도 있다. 플루옥세틴을 비롯한 SSRI는 삼환계 항우울제에 비해 과용량으로 인한 치명적 부작용은 잘 발생하지 않지만,

초조성 행동, 수면장애, 떨림, 빈맥 및 경련과 같은 부작용이 발생할 수 있다.

설트랄린에서 가장 흔히 발생하는 부작용은 위통, 설사, 오심 등 위장관 증상이며, 기타 가벼운 수면장애, 떨림, 어지러움, 발한, 입마름 등이 흔하다. 근육 긴장 이상증과 정좌불능증이 발생한다는 보고도 있다. 파록세틴에서는 간혹 항콜린성 부작용과 오심이나 설사와 같은 위장관 증상 및 졸림이 발생하며, 최근 기존의 추체외로 증상이 악화된다는 보고가 있었다.

노르에피네프린과 세로토닌 및 도파민의 재흡수를 비선택적으로 억제하는 세로토닌 노르에피네프린 재흡수 억제제 serotonin-norepinephrine reuptake inhibitor, SNRI 인 베날라팍신은 무스카린, 니코틴, 히스타민, 아드레날린 수용체에 대한 작용이 없으므로 항콜린성 작용, 진정 작용, 체위성 저혈압 등의 부작용이 없으며, 전도장애 conduction disturbance 나 부정맥도 거의 발생하지 않는다. 미르타자핀의 가장 흔한 부작용은 졸림이다. 따라서 취침 전 복용하는 것이 바람직하며, 수면장애가 심한 치매 환자에게 투여해 볼 만하다. 간혹 식욕을 증가시키고, 혈중 콜레스테롤 수치와 중성지질을 상승시키기도 한다. 드물게 투여 후 2개월 내에 백혈구 감소증이나 무과립구증이 발생하기도 한다.

(2) 벤조디아제핀

① 용량

반감기가 짧고 활동성 대사산물이 없는 로라제팜(lorazepam), 옥사제팜(oxazepam)을 사용하는 것이 바람직하다. 특히 이들 약물은 대사 과정이나 체내 분포 및 제거 과정이 노화의 영향을 거의 받지 않기 때문에, 노인에게 비교적 안전하게 사용할 수 있다.

② 부작용

벤조디아제핀의 부작용으로는 진정, 착란, 운동실조, 탈억제, 인지장애 등이 있다. 특히 노인 환자에서 진정 작용은 흡인성 폐렴의 원인이 될 수 있고, 운동실조 등의 부작용과 함께 고관절 골절을 위시한 모든 골절의 원인이 될 수 있으므로 사용 시 주의를 요한다. 간혹 탈억제 행동이나 공격성 증가가 뇌손상 환자에서 발생한다.

벤조디아제핀 중독 시에는 착란, 운동실조, 졸림, 발음장애, 호흡곤란, 반사저하 등의 증상이 발생한다. 반감기가 2-3시간에 불과하지만 고역가인 트리아졸람은 간혹 심각한 공격적 행동을 발생시키므로 주의를 요한다. 반감기가 긴 클로나제팜은 조증이나 심한 초조성 행동 혹은 기타 행동 조절 장애를 보이는 환자들에게 사용되지만, 노인 환자에서는 반감기가 더욱 길어 체내 축적으로 인한 심한 진정 혹은 운동실조 등의 부작용을 초래할 수 있으므로 되도록 사용하지 않는 것이 좋다.

III. 비약물적 치료 비약물적 중재기법

(1) 행동요법

전통적 행동치료는 조건화 conditioning 와 학습이론 learning theory 에 근거를 두고 도전적 행동 challenging behavior 의 억제 혹은 제거를 궁극적 목표로 삼는다. 근래에는 보다 기능적 행동 개발을 돕기 위해 비혐오적 방법 non-aversive method 을 이용한 긍정적 프로그램들이 개발되고 있다. 행동분석은 이 분야에 해당하는 기타 중재법의 출발점이다. 최근 각광받는 개인중심 관리 person-centered care 도 포함된다. 이 방법은 행동요법을 토대로 하며, 행동치료를 시작하기 전 차트나 일기를 통해 유발요인, 행동, 행동강화요인 및 상호관계성을 면밀히 평가해야 한다. 이런 정보 분석을 토대로 환자에게 적절한 행동요법을 선택한다.

(2) 현실요법

치매 환자의 관리 전략으로 가장 널리 사용된다. 자신이나 주변과 관련된 사실들을 회상하게 함으로써 기억력 상실이나 지남력 장애 환자를 돕는 것이 목적이다. 지표^{signpost}, 언급^{notice} 혹은 기타 기억 보조 도구 등 지남력에 도움이 되는 도구 혹은 활동을 이용하며, 개인 또는 집단적으로 시행할 수 있다. 효과에 대한 연구 결과는 다양하다. "대조군에 비해 말로 표현하는 지남력$^{verbal\ orientation}$을 향상시킨다", "참여자에게 기능저하를 일깨워준다", "처음에는 기분이 저하될 수도 있다", "환자의 지남력 증진을 목적으로 동일한 방법을 반복하다 보면 간병인에게 좌절이 발생할 수도 있으며 지속적인 효과는 없다"는 등의 보고가 있다.

(3) 인정요법

현실요법의 반동으로 나오미 페일$^{Naomi\ Feil}$이 고안된 한 비약물학적 치료 방법이다. 인지기능저하로 지남력이 손상된 치매 환자의 혼돈된 말과 행동을 수용하고 인정함으로써 불안과 스트레스를 줄이고 위엄과 자존심을 증진시키는 중재기법이다.

반복 혹은 과거로의 회귀와 같은 치매 증상은 환자에게 스트레스, 지루함 및 고독감을 피하기 위한 적극적 전략이라는 이론에 근거를 둔다. 치매 환자들은 실질적 현실에서 많은 고통을 경험하기 때문에 지적 세계가 아닌 느낌에 기초를 둔 내적 현실 속으로 회귀하려는 경향이 있다.

치료자의 역할은 치매 환자가 자신의 감정을 있는 그대로 자유롭게 표현하도록 유도하고, 이를 수용하는 것이다. 환자와의 대화 초점은 현실 속 내용보다는 내재한 감정에 초점을 맞추어야 한다.

인정요법에서 사용하는 기법으로는 초점 맞추기, 신뢰 형성을 위한 비위협적이고 사실적 단어 사용, 환자의 말 반복, 극단성 이용, 반대적 상황 상상하기, 회상, 진지하면서도 친근감 있는 눈 맞춤 유지, 모호한 표현, 분명하면서도 친근감 있는 낮은 목소리 이용, 환자의 움직임과 감정을 관찰한 후 따라하기, 행동과 미충족 욕구 간 관련성 찾기, 선호하는 감각을 찾은 후 이용하기, 신체접촉, 음악 이용 등이 있다.

만족감을 증진시키고, 부정적인 감정 및 행동장애를 덜 유발하며, 긍정적 효과를 창출하고, 외부 현실에 대한 통찰력을 제공한다.

(4) 회상요법

치매 환자가 과거 경험, 특히 긍정적이면서 의미 있었던 경험을 회상하도록 하여 행복 수준을 증가시키고 즐거움을 제공하며 인지기능을 자극하는 중재기법이다. 두 가지 이론에 근거를 둔다.

첫째, 로버트 버틀러$^{Robert\ Butler}$의 "인생 회상" 통찰론$^{insight\ of\ "life\ review"}$이다. 사람은 처음에 인생의 마지막 시기에 나타나는 일반적 양상에 주의를 기울이다가, 죽음이 점차 가시화되면서 인생을 겸허하고 올바르게 볼 수 있도록 도움을 요청하게 된다.

둘째, 에릭 에릭슨$^{Erick\ Erickson}$의 성인심리 발달이론이다. 로버트 버틀러와 유사한 개념으로 성인기에 도달하면 인간들은 창조적이며, 의미 있고, 생산적인 일을 찾아 사회적으로 낙오되지 않으려고 한다.

따라서 인생의 마지막 단계에서 사람들은 과거에 어디에 있었는지, 무엇을 이루었는지 되새겨 보는 경향이 있다. 주로 가족, 친구, 연애나 헤어짐, 성공이나 실패, 생활의 변화에 대한 적응에 관한 것들을 주제로 삼으며, 1번에 30-60분 정도로 1주일에 한 번 이상 시행한다.

개인적으로 시도하거나, 집단요법 형식으로 진행할 수도 있다. 특히 집단요법에서는 자극을 위해 미술, 음악, 공예 등의 활동을 이용하기도 한다. 특별한 부작용은 없지만 모든 기억이 기쁨만을 동반할 수는 없으며, 환자에 따라 대부분의 시간을 실패했던 일에 대한 괴로움을 달래는 데 소비하기도 하고, 중증 치매 환자는 참여할 수 없다는 단점이 있다.

(5) 음악요법

감각 자극을 증가시키기 위한 심리사회적 중재의 일종으로 느리면서 반복적인 템포와 동일하지 않은 리듬을 가진 조용한 음악을 약 10여 분 들려준다. 규칙적으로 할 수도 있지만, 활동 프로그램, 식사, 목욕 시간 도중에 할 수도 있다.

환자가 선호하는 음악, 특정 시기의 음악, 클래식 등 다양한 장르의 음악을 상황에 따라 선택하며, 음악 감상, 타악기 연주, 노래 따라 부르기 등 다양한 방법을 단독으로 사용하거나 병행 할 수 있다.

환자의 행복 수준을 향상시키고, 사회적 교류의 기회를 제공하며, 요양시설 거주 노인들의 자서전적 기억을 증진시킨다. 음악요법은 이상 발성 abnormal vocalization 에도 효과가 있으며, 개인요법을 시행하면 초조가 의미 있게 감소된다.

(6) 미술요법

음악요법과 함께 감각 자극을 증가시킬 수 있는 심리 사회적 중재의 일종이다. 어떤 주제를 제시한 후 그림을 직접 그리게 하거나, 작품을 주제로 서로 토의하면서 회상 요법 등 다른 중재기법을 병행할 수도 있다. 그 외에도 자기표현과 운동 기회를 제공하며, 사회적 교류를 증진시키고, 자존감을 고양시키는 역할을 한다.

(7) 활동요법

춤, 운동, 드라마 공연 등 일정한 형식이 없는 오락을 시행하는 방법이다. 특히 신체적 운동은 낙상 방지, 기분 향상, 자신감 증진, 정신건강 증진, 수면 향상, 주간 초조 및 야간 안절부절 감소를 유도한다고 보고된 바 있다.

(8) 향기요법

가장 널리 이용되는 보완대체요법으로 주로 라벤더^{lavender} 혹은 멜

리사 밤$^{\text{Melissa balm}}$ 추출물을 이용하여 흡입, 마사지, 피부도포, 목욕 등을 통해 향기를 제공한다. 긍정적인 인상을 제공하고, 감각적 경험을 하는 동안 상호교류 증진을 꾀할 수 있으며, 신경이완제나 진정제에 비해 부작용이 없고, 다양한 방법을 이용할 수 있기 때문에 비협조적인 환자에게 쉽게 적용할 수 있다. 향기요법은 초조성 행동을 의미 있게 감소시킨다는 보고가 있다.

(9) 광요법

5,000-8,000 룩스^{lux} 정도의 강한 조명을 1회 30-45분씩 하루에 한 번 혹은 두 번 환자에게 비춘다. 수면장애, 야간 불안반응^{sundowning}, 초조성 행동에 효과적이다.

(10) 스노즐렌$^{\text{snoezelen, 다면적 감각자극 요법}}$

스노즐렌, 즉 다면적 감각자극 요법은 원래 발달장애 환자들을 위해 개발되었다. 신경정신과적 증상들은 자극박탈에 기인한다는 기본적 개념에서 출발했다. 많은 발달장애가 인격 문제 및 정신질환으로 인하여 정신병원 혹은 요양시설에 입원하여 방치된 상태로 자극을 거의 받지 못한다. 발달장애 환자들도 자극을 받고자 하는 1차적 욕구를 갖고 있지만 불행히도 적절한 방식으로 이런 욕구를 표현하고 수행하기 어렵다. 따라서 심리적 자극치료 혹은 건강증진 치료가 없으면 종종 도전적이거나 상동증적 자기자극 행동을 나타낸다.

조직적인 자극요법은 심리적 행복을 증진시키고, 문제행동을 감소시키기 위해 개발되었다. 특히 스노즐렌 요법은 발달장애 환자의 욕구를 충족시키기 위해 1980년 후반에 네덜란드에서 시작되었는데, 시각, 촉각, 청각, 후각 등 감각 자극을 통해 이완을 유도한다. 특수하게 꾸민 방에서 약 30-60분간 시행하며, 환자에 따라 감각자극을 달리 적용한다. 한번에 같은 유형의 감각자극을 한꺼번에 적용하지는 않으며, 행동장애가 심한 치매 환자를 대상으로 시행한다.

(11) 가상존재요법

가상존재요법simulated presence therapy은 치매 환자를 위한 감정 지향적 비약물적 중재로서, 심리적 애착이론에 근거를 둔다. 지속적으로 작동하는 녹음테이프에 가족이나 보호자의 전화상 음성을 이용하여 환자에게 긍정적 자서전적 기억들을 제시한다. 연구에 따라 다양한 결과를 보이는데, 한 연구에서는 초조행동이나 위축행동의 변화를 발견하지 못했지만, 근무자들의 관찰을 토대로 했을 때는 위약군보다 중재를 적용한 환자군에서 초조행동이 감소했고, 어떤 연구에서는 초조행동의 유의한 감소, 사회적 교류의 증가, 문제 행동의 감소를 보이나 공격행동에는 효과가 없었다.

제 5장
치매 전 단계인 경도인지장애

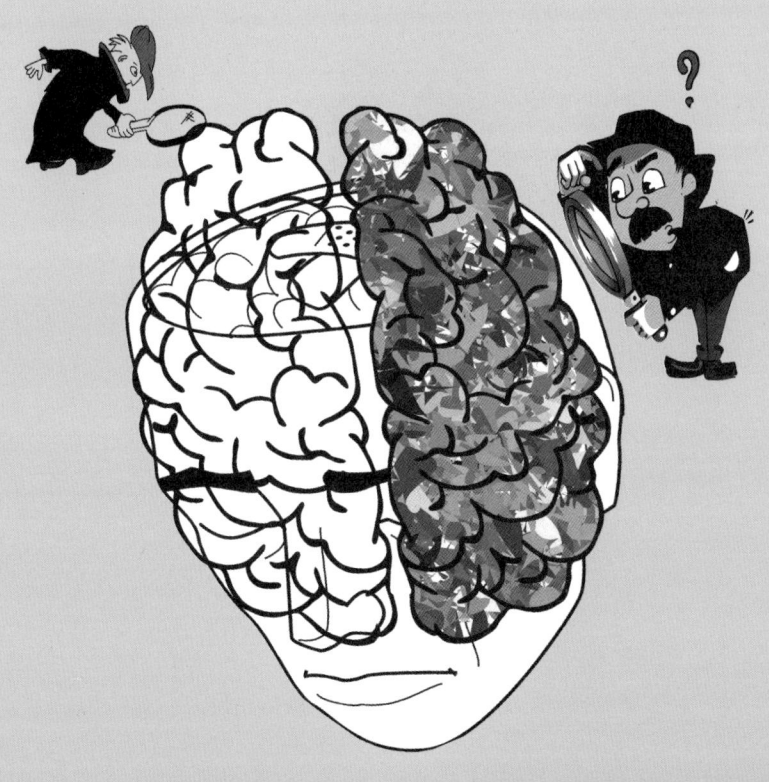

제5장 치매 전 단계인 경도인지장애

1. 정상노화

'건강한 노화 healthy aging'는 나이가 들어도 인지기능의 저하가 거의 없는 상태로 규정할 수 있다. 신체적 질환이나, 인지기능에 영향을 미치는 신경학적 장애가 없는 것이 특징이며, 90대 이상의 나이에서도 인지기능이 잘 유지될 수 있다. 그러나 이러한 상태만을 정상으로 정의하면 대부분의 노인들은 정상이 아닌 것으로 분류된다. 노화 과정에 고혈압, 심혈관 질환, 감각 이상 등 여러 가지 질환이 동반되기 때문이다. 잘 아는 사람의 이름을 잊거나, 놓아 둔 물건을 잘 못 찾는 증상도 있을 수 있다. 그러나 중요한 내용은 잊지 않고 잘 기억하며, 일상생활에 영향을 주지 않는다. 사실 이러한 노화 과정이 더 '전형적'이다.

따라서 정상노인을 정의할 때는 '전형적 정상 typical normal'이라는 또 하나의 정의가 필요하다. 노인들에게 나타나는 인지기능의 저하는 정상적인 노화 과정의 일부인 생리적 인지기능 저하와 치매로 진행하는 병적 인지기능장애로 나눈다. 생리적 인지기능의 저하의 기준은 아직 논란이 있지만, 일반적으로 연령과 학력을 고려할 때 의미 있는 인지기능의 감소가 나타나지 않는 상태를 의미한다. 일상적인 기억력의 저하를 느낄 수는 있지만, 생활에 장애가 될 정도의 감소는 없다. 따라서 생리적 인지기능의 저하는 전형적 정상의 범주에 속한다.

2. 경도 인지 장애

경도인지 장애 mild cognitive impairment, MCI의 가장 전형적인 형태는 기억력이 먼저 감소하여 기억성 경도인지장애가 된 환자에서 기억력 외에 다른 인지기능의 장애가 나타나면서 치매로 발전하는 것이지만, 다른 경우도 있다.

넓은 의미의 경도인지장애에는 한 가지 인지기능 저하가 노화에 따른 정상적인 변화보다 심한 경우와 다양한 영역에서 인지기능이 감소하나 치매로 생각하기에는 심하지 않은 경우가 모두 포함된다. 대개 경도인지장애라 하면 노화에 의한 전형적인 정상보다는 기억장애가 있으나, 다른 인지기능은 상대적으로 잘 유지되는 경우를 말한다.

환자 스스로 인지기능장애를 호소하기도 하지만, 주위 사람들이 증상을 확인해주면 훨씬 신뢰도가 높다. 경도인지장애 환자와 정상 노인을 비교해보면 기억력 외의 다른 인지기능도 의미 있는 차이를 보이는데, 자세한 병력청취와 인지기능 검사를 시행하면 경도인지장애 환자들에서 기억력장애 이외의 다른 영역의 인지기능장애가 분명히 나타난다.

하지만 치매로 진단하지는 않는데, 이러한 인지기능장애가 일상생활기능에 큰 영향을 미치지 않기 때문이다. 경도인지장애 환자는 사회에서 어느 정도 독립적인 생활을 유지할 수 있어야 하며, 기억장애로 어느 정도의 불편함은 있지만 전반적인 일상생활 능력에는 큰 장애가 없어야 한다. 기억력은 같은 나이, 같은 교육 수준의 정상치와 비교하는 것이 가장 정확하다.

환자가 자신의 기억장애를 인식하거나, 가족들에 의해 의심되어 의사를 찾으면 환자와 보호자에게서 얻은 병력과 간단한 인지상태검사로 실제로 인지기능장애가 있는지 판정한다. 인지기능장애가 있다면 이로 인한 일상생활기능의 장애가 있는 치매인지, 일상생활에 영향이 있을 정도는 아닌 경도인지장애인지 판정한다. 즉, 환자의 인지기능이 정상적인 노화에 따른 인지기능 감소보다는 심하지만, 치매라고 할 정도로 심하지 않다면 경도인지장애로 판단한다. 경도인지장애 환자가 치매로 발전하는 비율은 매년 12-15% 정도로 생각된다.

경도인지장애는 최근 많은 관심의 초점이 되고 있다. 임상 의사들은 정상 노화와 치매의 중간 정도로 인지기능장애가 있는 환자를 많은 보지만, 상태를 정확하게 파악하여 올바른 진단을 내리기란 결코 쉽지 않다. 경도인지장애는 치매의 임상진단기준에 부합하지 않기 때문에 절대 치매로 진단해서는 안 되지만, 수년 안에 치매로 발전할 가능성이 높기 때문에 치매와 관련하여 언급되고 관심을 가져야 한다.

경도인지장애의 분류

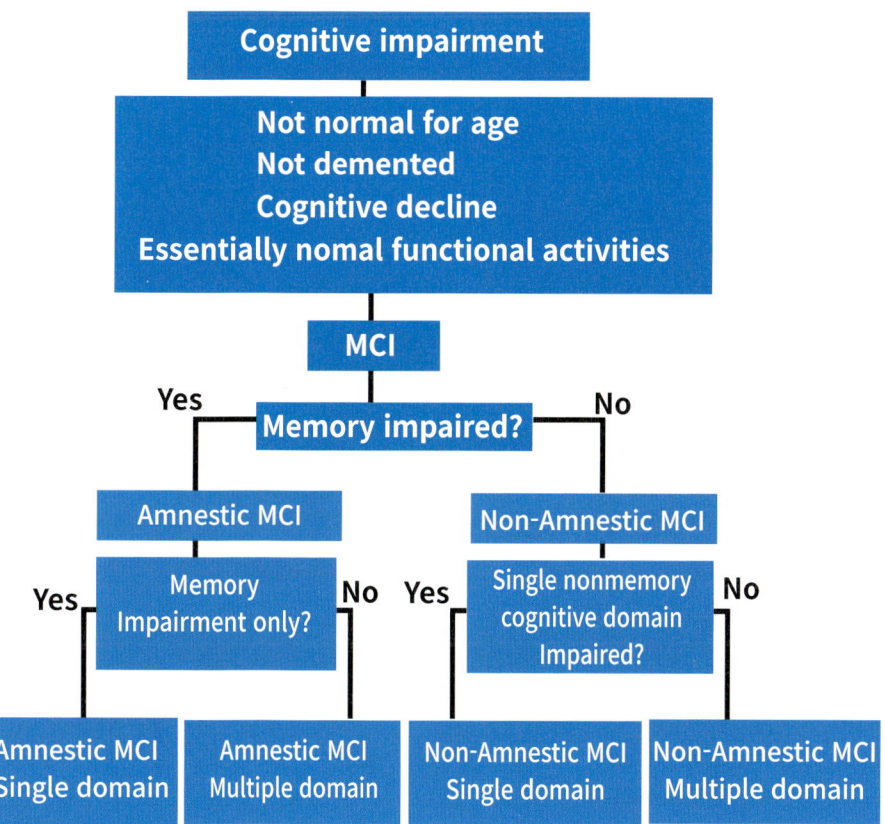

제 6장
알츠하이머병이란?

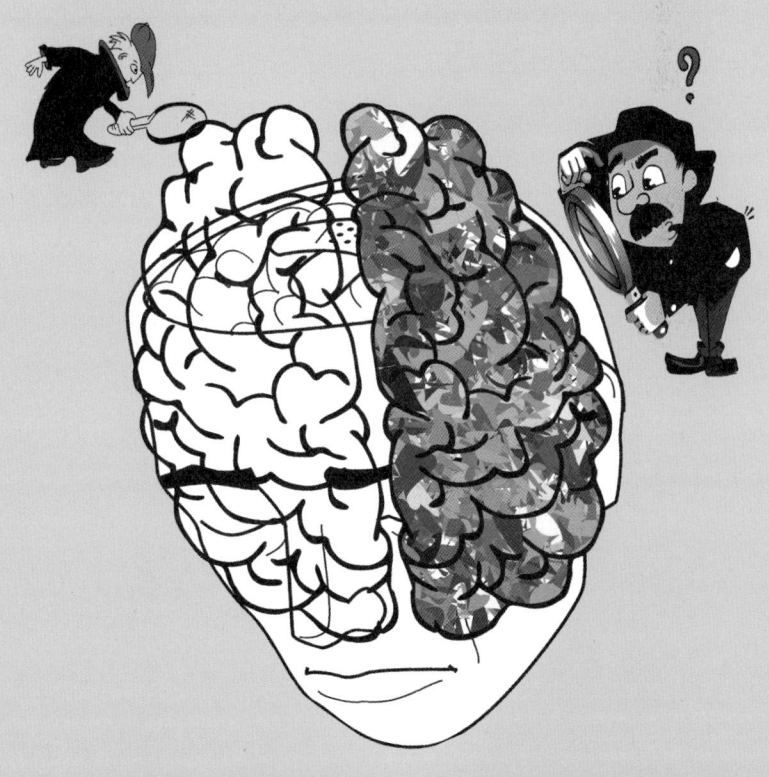

제6장 알츠하이머병이란?

1. 정의

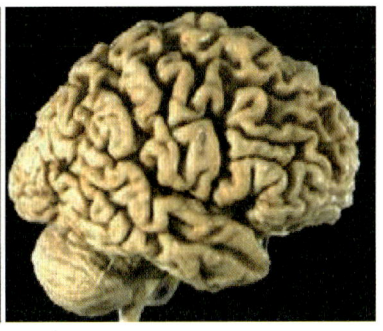

정상 뇌　　　　　　　　알츠하이머 환자의 뇌

알츠하이머병은 노년기에 발생하는 치매의 가장 흔한 원인이다. 1907년 알로이스 알츠하이머가 치매 증상을 보이는 50대 여성의 임상 소견 및 신경병리학적 특징을 기술한 이래 알츠하이머병은 수십 년간 초로기치매(젊은 치매)로 간주되었다. 20세기 초 평균수명이 50세 이하에 머물렀고 고령자 인구가 상대적으로 적었던 때문이기도 하다.

그 후 많은 연구자들에 의해 초로기치매와 노년치매 환자에서 신경병리학적으로 동일한 미세구조 이상이 밝혀져 동일한 병으로 인정되었다. 따라서 알츠하이머병 진단에 있어 연령의 제한은 없어졌다. 현재 알츠하이머병은 특정 단일 원인에 의한 질환이라기보다는 진행성 신경계 노화 현상에 유전적 위험요소와 환경적 위험인자가 더해진 복합 발병기전에 의한 알츠하이머 증후군 Alzheimer's syndrome 으로 간주하는 것이 타당할 것이다.

환자의 약 25% 정도가 직계가족 중 한 명 이상의 알츠하이머병 환자가 있을 정도로 유전적 성향이 강하다. 65세를 기준으로 이전에 발병하는 조기발현 알츠하이머병와 이후에 발병하는 후기발현 알츠하이머병으로 나누는데, 환자의 10% 정도가 조기에 발병하고, 나머지 대부분의 환자가 65세 이후에 발병한다.

가족력이 존재하여 항상 발병하는 경우는 체염색체 우성유전으로 전체 알츠하이머병의 1-2% 정도인데, 대부분 65세 미만의 젊은 나이 조기 발현에 발병한다. 그 외에는 가족력이 있더라도 발병할 수도 있고 하지 않을 수도 있다.

알츠하이머병에서 기억장애는 콜린신경세포의 기능이상에 의해 유발된다. 실제로 환자의 바닥앞뇌 basal forebrain 에서 콜린신경세포의 퇴행이 관찰되었다. 또한 대뇌피질에서 콜린세포 표지자인 콜린아세틸전이효소(cholineacetyltransferase, ChAT)와 아세틸콜린 에스테라아제(acetylcholinesterase)의 활성도가 현저히 감소되어 있다. 콜린 결핍만으로 알츠하이머병의 신경병리학적 특징을 완전히 설명할 수는 없으나, 증상의 중요한 원인임은 분명하다.

다른 한 가지는 아밀로이드 가설이다. 아밀로이드 전구단백질(amyloid precursor protein, APP)로부터 베타 아밀로이드 생성이 전체적으로 증가하거나, 응집성이 강한 형태의 생성이 증가하거나, 원활하게 제거되지 않아 뇌의 베타 아밀로이드양이 증가하고, 이에 따라 시냅스 및 신경세포 독성 등을 유발하는 일련의 반응이 연속으로 일어나 뇌세포의 퇴행성 변화가 일어난다는 이론이다.

APP 유전자가 위치하는 21번 염색체를 3개 가진 다운증후군에서 알츠하이머병이 많이 발생하는 것도 이것 때문이라고 본다.

Q1. 아밀로이드 가설의 한계

알츠하이머병에서 관찰되는 다양한 분자-세포적 변화를 고전적인 아밀로이드 가설로 모두 설명할 수 없으며, 노년판과 치매의 심한 정도 사이에 유의한 상관관계가 확립되지 않았다. 최근에 베타 아밀로이드를 표적으로 개발된 약물들의 임상연구가 실패하고 면역치료제 환자의 사후 부검에서 면역치료로 베타 아밀로이드의 대뇌 침착이 현저히 감소되었음에도 치매가 진행했다는 사실이 확인되면서 아밀로이드 가설은 많은 도전을 받고 있다.

비유전적 특발성 알츠하이머병은 아밀로이드 가설 하나만으로 설명할 수 없고 다양한 기전에 의해 발병할 가능성이 높다. 산화 스트레스, 만성염증, 지질대사 이상, 노화 관련 단백질 감소 등이 특발성 알츠하이머병의 발병에 복잡한 상호관계를 주고받으며 관련되는 것으로 알려져 있다.

그 밖에 제2형 당뇨와 같은 심혈관계 질환 위험인자도 기여할 것으로 생각된다. 환자의 뇌병리에서 순수하게 특징적인 알츠하이머병 소견이 존재하는 경우보다 뇌허혈성 병변, 루이소체, TDP-43 병리 등이 동반된 경우가 많다는 것은 이런 주장을 뒷받침한다.

Q2. 아포지질단백질 E의 역할

아포지질단백질 E^{ApoE}는 현재까지 알려진 후기 발현 알츠하이머병의 발병률을 높이는 감수성 유전자 중에 가장 강력한 유전자로 알려져 있다. 분자량 34 kDa의 지질 운반 단백질인 ApoE는 19번 염색체에 존재하는 4개의 엑손으로 구성된 유전자 ApoE에 의해 부호화된다.

뇌척수액에서 베타 아밀로이드 펩타이드와 결합하는 물질이 ApoE 지질단백질과 동종의 단백질이었으며, 알츠하이머병 환자의 노년판 구성성분으로 ApoE가 검출되었다. 따라서 ApoE는 후기 발현형 알츠하이머병의 발병 기전과 밀접히 연관될 것으로 추정된다.

ApoE는 112, 158번 아미노산 부위에 어떤 펩타이드가 생성되는지에 따라 ε2, ε3, ε4 세 가지 유전자 아형이 존재하고, 빈도는 각각 8%, 77%, 15%이다. 알츠하이머병의 경우 ε4 대립유전자 빈도는 40% 정도로 정상에 비해 약 3배 정도 높다.

ApoE ε4 유전자를 가진 사람은 알츠하이머병의 발병 위험이 3-15배 높아지는데, 이는 ApoE ε4가 ApoE ε2나 ApoE ε3에 비해 베타 아밀로이드와의 결합능력이 크고 결합 속도도 빨라서 더 많은 베타 아밀로이드가 뇌조직에 축적되기 때문이다.

ApoE ε4의 갯수와 알츠하이머병의 발병 연령 간에는 용량 의존 관계가 확인되었다. 즉 ε4/ε4 환자가 ε4 이형접합유전형보다 발병 연령도 빠르고 유병 기간도 길다. ApoE ε2는 베타 아밀로이드의 신경독성을 방어한다고 알려진 반면, ApoE ε4는 동맥경화, 관상동맥 질환, 허혈성 뇌졸중의 유병률을 증가시킨다.

Q3. 타우 단백질의 역할

알츠하이머병의 대표적 병리 중 하나인 신경원 섬유매듭 ^{NFT}은 알츠하이머병뿐 아니라 타우병증^{tauopathy}이라 불리는 다른 퇴행성 뇌질환에서도 발생한다. 주성분이 과인산화된 타우 단백질이라는 것이 밝혀진 후로 알츠하이머병에서 타우 단백질의 역할은 베타 아밀로이드와 더불어 중요한 연구 대상이 되어왔다.

타우^{tau}는 미소관^{microtubule}에 결합하여 이를 안정화시켜 축삭을 동힌 신경세포 기능 유지에 필요한 물질 운반이 원활하게 이루어지는 데 중요한 역할을 한다. 타우 가설에 의하면, 알츠하이머병 환자의 비정상적인 신경세포에서는 미소관을 안정화시키는 타우 단백질이 과인산화되면서 기능이 감퇴되어 미소관이 해체되고 점진적으로 NFT로 교체된다.

NFT란 과인산화된 비정상 타우 단백질이 이중나선섬유 $^{paired\ helical\ filament,\ PHF}$ 형태로 응집된 것으로 해마와 내후뇌피질 $^{entorhinal\ cortex}$, 연합피질의 과립상층 $^{supragranular\ layer}$ 및 과립하층 $^{infragranular\ layer}$ 에 존재하는 원추세포 등 취약 신경세포군에 축적되며, 일차 감각 및 운동 피질에는 잘 형성되지 않는다.

베타 아밀로이드 신경독성을 근간으로 하는 아밀로이드 가설이 알츠하이머병 발병 기전의 중심적 역할을 하는 것은 사실이다.

그러나 내후뇌피질과 해마에서 베타 아밀로이드의 축적 없이 타우 병리 소견만 관찰되는 경우가 있고, 반대로 베타 아밀로이드 축적이 확인된 조직에서는 반드시 타우 병리 소견이 존재하는 것으로 보아 알츠하이머병 발병 기전에 타우가 중요한 역할을 한다는 사실을 알 수 있다.

2. 알츠하이머환자의 PET 소견

(1) 알츠하이머환자의 FDG-PET CT 양쪽 측두 두정엽에 당대사 저하소견이 관찰된다.

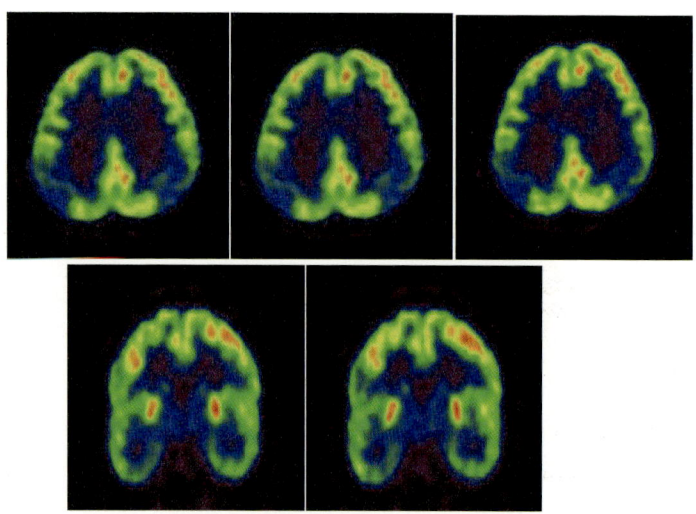

(2) 알츠하이머환자의 Amyloid PET 뇌 전 영역에 아밀로이드 침착이 관찰된다.

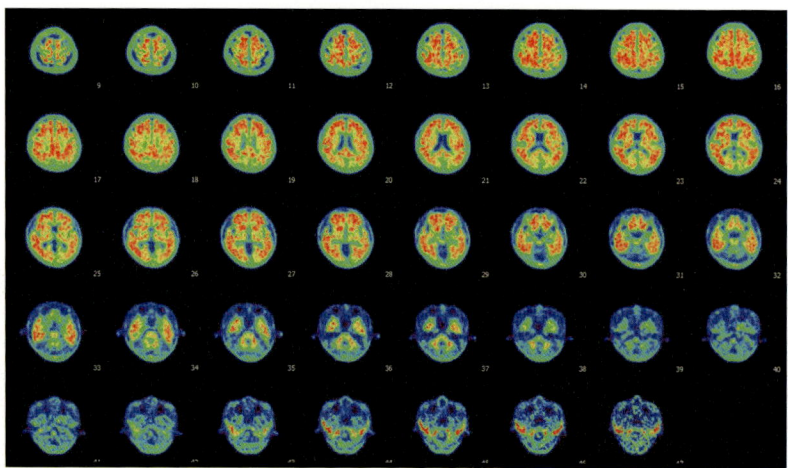

① 기억장애 및 지남력

기억장애는 알츠하이머병에서 가장 초기에 나타나는 증상이자, 가장 흔한 증상이다. 병의 초기에는 얼마 전에 나누었던 대화나 최근에 있었던 일의 내용을 자세히 기억하지 못하는 최근 기억 recent memory 장애가 시작된다. 하지만 먼 과거의 사건들에 대한 옛날 기억 remote memory 은 상대적으로 잘 유지된다. 그러나 병이 진행되면 옛날 기억도 점차 잊혀지게 된다.

② 언어장애

대화 중에 말하고자 하는 단어가 잘 생각나지 않는 이름대기 장애도 비교적 초기부터 나타난다.

그러나 전반적인 언어장애는 초기에 잘 나타나지 않는다. 병이 진행하면서 상대방의 말을 이해하지 못하고, 말수가 점차 줄어 결국 말을 하지 못하는 상태로 발전하기도 한다.

③ 지각 및 구성 장애

시공간 지각 장애도 알츠하이머병 환자에서 흔한 초기 증상이다. 그림 그리기 등의 구성 능력에 장애가 생기고, 주변과 자신에 대한 지남력이 저하된다. 익숙한 장소에서도 길을 잃거나, 오랫동안 살던 집을 찾지 못해 헤매기도 한다. 복잡한 도형을 이해하기 어려워지고, 운전도 쉽지 않다. 일부에서는 얼굴인식불능증prosopagnosia 같은 시각적 실인증agnosia이 나타난다. 얼굴인식불능증은 알츠하이머병의 중후반기에 발생하는데, 낯익은 얼굴들을 잘 몰라보고, 심해지면 가족이나 배우자도 알아보지 못한다.

④ 실행증

잘 사용하던 일상 도구의 이용이 어려워지거나 익숙했던 손동작이 서툴러질 수 있다.

⑤ 전두엽 집행기능장애

알츠하이머병이 진행되면 문제 해결, 추상적 사고가 힘들어지며 판단력장애 등이 나타난다. 뇌세포의 퇴화가 대뇌 전두엽으로 진행하여 나타나는 집행기능 장애frontal executive dysfunction다. 초기에는 주로 기억장애를 중심으로 인지기능장애가 나타나고 전두엽 집행기능장애는 심하지 않기 때문에, 사회 활동이나 일반적인 일상생활을 유지할 수 있다. 그러나 병이 진행하면서 인지기능장애가 점차 심해지고, 특히 전두엽 집행기능 장애가 생기면 여행, 사교적 모임, 주식 투자, 사업 등 복잡한 일을 스스로 처리하기 어렵고 점차 사회생활의 장애가 나타나기 시작하며, 더 진행하면 일상생활의 간단한 일도 혼자서는 할 수 없게 된다.

⑥ 행동심리증상

행동심리증상 behavioral and psychological symptoms of dementia, BPSD 도 흔히 나타나는 증상이다. 알츠하이머병의 주된 증상은 기억력장애를 비롯한 인지기능장애지만, 보호자에게 고통을 주고 결국 요양시설에 입소하게 되는 주된 이유는 행동심리 증상인 경우가 많다. 행동심리증상은 크게 행동증상 behavioral symptom 과 심리증상 psychological symptom 으로 나누는데, 행동증상은 공격성 증가, 의미 없는 배회, 부적절한 성적 행동, 소리 지르기, 욕하기, 불면증, 과식증 등이고, 심리증상은 불안 및 초조, 우울증, 환각, 망상 등이다.

경도인지장애 mild cognitive impairment, MCI 에서는 우울·낙담, 무감동·무관심, 초조·불안이 자주 나타나고, 초기 치매에서는 우울·낙담, 무감동·무관심이 자주 나타나지만, 대부분의 증상은 치매 중기부터 나타난다. 초조, 불안, 배회, 수면장애, 공격성 증가, 탈억제 등은 보호자나 간병인에게 큰 부담을 주고 환자를 의료시설에 입원시키는 주요한 이유가 된다. 특히 공격성의 증가는 간병인에게 가장 부담이 되고 여러 가지 문제를 유발할 수 있는 이상행동으로, 알츠하이머병 환자의 20-50%에서 발생한다.

⑦ 일상생활능력의 변화

인지기능 장애는 결국 알츠하이머병 환자의 일상생활능력 activities of daily living, ADL을 떨어뜨린다. ADL은 크게 두 가지로 구분한다. 첫째는 신체적 ADL physical ADL, P-ADL 또는 기본적 ADL basic ADL, B-ADL으로 대소변 가리기, 화장실 사용, 세면, 목욕하기, 식사, 옷 입기, 이동, 보행, 계단 오르기 등 기본적이고 육체적인 기능이 포함된다. 둘째는 도구일상생활능력 instrumental activities of daily living, IADL으로 전화사용, 물건 사기, 음식장만, 돈 관리 및 재정적인 일 수행, 가정 돌보기, 교통수단 이용 및 길 찾기, 취미생활, 약 복용, 읽기, 세탁, TV 보기 등의 여가활동, 탐구적·창의적 활동, 상황대응 수준 등 보다 복잡한 기능이 포함된다. 일반적으로 I-ADL이 P-ADL에 비해 먼저 장애를 보이기 때문에, 중등도 치매에서는 I-ADL 장애가 쉽게 관찰되고, 심한 치매에서는 P-ADL의 변화가 심해진다.

3. 알츠하이머병의 경과

알츠하이머병의 경과를 알기 위해서는 정신상태 확인이 필요하다. 정신상태 확인을 위한 검사는 검사자에 따라 차이가 있으나, 주의력, 지남력, 기억력, 언어기능, 실행력, 시공간 지각 및 구성능력, 계산능력, 판단력 검사가 포함되어야 한다. 현재 많이 사용되는 간단한 정신상태검사로는 간략정신상태검사^{Mini-Mental State Examination, MMSE}가 있다. 정신상태검사의 해석에는 검사 결과에 영향을 줄 수 있는 나이, 교육 수준, 언어 능력 등 여러 가지 요인을 참고하여 해석해야 한다. 일반적으로 알츠하이머병 환자들의 1년당 평균 MMSE 점수 감소는 3.3점으로 알려져 있고, 감소 속도는 병의 중간 단계에서 가장 빠르다.

(1) 경도 알츠하이머병

경도 알츠하이머병 ^{CDR 1, GDS로는 4 또는 5}은 분명한 최근 기억장애가 있고, 기억장애 외에 한 가지 이상의 인지기능장애가 있어 일상생활의 장애가 발생하기 시작한 상태이다. 일상생활의 기능장애는 환자마다 다르지, 금전 관리와 길찾기 장애가 가장 많다. 성격변화는 경도 단계에서 흔히 나타나는 증상으로 무감동증, 사회적 위축에서부터 탈억제 또는 초조까지 다양하다. MMSE상 대체로 20-26점 사이에 해당하며, 가장 심한 인지장애는 기억장애이다. 경도 단계에서는 언어 능력 중 유창성과 이해력은 대개 정상적이나, 단어찾기의 어려움이 자주 목격된다. 여러 단계의 인지기능 전환이 요구되는 복잡한 과제를 수행할 때는 판단력과 문제해결 능력 장애가 관찰될 수 있으나, 병전의 지적 능력이나 직업적 능력에 따라 차이가 있다. 경도의 알츠하이머병 환자 대부분에서 시각적 구성능력의 장애가 관찰된다.

(2) 중등도 알츠하이머병

중등도 알츠하이머병 CDR 2 또는 GDS 5 단계에서는 일상생활에서 사회활동과 같은 고위 기능뿐만 아니라, 위생 및 몸치장 등 간단한 기능의 장애도 발생하기 시작한다. 자주 만나지 않았던 주변인들을 알아보지 못할 때도 있고, 운전이나 복잡한 기구 다루기 등을 하지 못하게 된다. 자기가 사는 집을 다른 장소로 혼동하는 장소 지남력 장애 및 망상, 환시, 초조 등 이상 행동증상이 흔하다. 수면장애도 흔히 발생한다. MMSE상 대략 10-19점에 해당하며, 중등도 단계에서는 언어기능 장애가 분명하여 대부분 대화가 제대로 안 되고 최근 일은 거의 기억하지 못힌다.

(3) 중증 알츠하이머병

중증 알츠하이머병 환자$^{CDR\ 3\ 또는\ GDS\ 7}$는 목욕, 옷입기, 용변 등에 항상 남의 도움이 필요하며, 거의 24시간 간병인의 관리가 필요한 상태이다. 거의 말이 없거나 의미 있는 말을 하지 못한다. MMSE 점수는 10점 미만이다.

4. 약물치료

알츠하이머병이 진행되면 뇌 속에서 여러 가지 신경전달물질의 변화가 일어나는데 인지기능과 가장 관계 깊은 물질은 아세틸콜린 acetylcholine이다. 뇌 속 마이너트바닥핵 nucleus basalis of Meynert 의 콜린성 신경세포는 대뇌 피질, 해마, 편도체 등과 연결되어 인지기능에 관여한다. 정상인에서도 항콜린성 약제를 투여하면 부작용으로 집중력, 기억력이 떨어진다고 밝혀져 아세틸콜린이 인지기능에 중요한 역할을 한다는 것을 알 수 있다. 알츠하이머병 환자는 뇌 속 아세틸콜린이 많이 떨어져 있고, 콜린성 신경세포의 숫자가 감소하고, 신경세포 표면의 니코틴 수용체의 기능도 감퇴되어 있다. 콜린성 신경세포 수와 아세틸콜린의 감소가 인지기능 저하 정도와 관계가 깊다.

아세틸콜린의 양을 증가시켜 콜린계 기능을 강화시키는 방법에는 콜린에스테라아제 cholinesterase, ChE 억제제가 가장 좋은 효과를 나타낸다. 학습이나 신경세포 독성에 관여하는 흥분성 뇌신경전달 물질인 글루탐산염 관련 N-메틸-D-아스파르테이트 N-methyl-D-aspartate, NMDA 수용체를 차단하여 치료의 효과를 나타내는 메만틴 memantine 도 비교적 진행된 치매 환자의 치료에 사용된다. 근본적인 치료를 위해 알츠하이머병 백신과 아밀로이드 단백질에 대한 단일클론항체, 베타 세크레타아제와 감마 세크레타아제 억제제, 과인산화된 타우 단백질을 탈인산화시키는 인산화효소의 기능을 증가시키거나 키나아제 기능을 억제시키는 약 등 많은 약제들이 개발되어 임상 연구를 진행하였으나 아직까지 효능을 인정받지 못했다.

(1) 콜린에스테라아제 억제제

① 도네페질

도네페질 donepezil은 1996년 두 번째로 미국 FDA에서 공인된 아세틸콜린에스테라아제 acetylcholinesterase, AChE 억제제로 뇌에 선택적으로 작용한다. 반감기가 70시간으로 길어 하루 한 번 복용한다. 위장관 부작용을 줄이기 위하여 주로 취침 전에 투여하지만 일부 환자에서 불면증, 악몽, 생생한 꿈 등을 일으킬 수 있다. 이런 경우 아침에 투여하면 부작용을 줄일 수 있다. 처음 5mg으로 시작하여 4-6주 후에 10mg까지 증량한다. 약 25%의 환자가 임상양상이 호전된다. 발병 전에 비해 인지기능이 떨어지기는 하지만 치료하지 않은 환자와 비교할 때 지속적으로 인지기능이 향상된다. 도네페질은 간의 시토크롬 p450 효소를 통해 대사되므로 이 효소를 억제시키는 선택적 세로토닌 재흡수억제제selective serotonin reuptake inhibitor, SSRI 계열 항우울제인 플루옥세틴, 파록세틴, 설트랄린 등을 같이 투여하면 약물 농도를 증가시킬 수 있다. 반대로 이 효소를 자극하는 항경련제 페니토인phenytoin, 페노바르비탈phenobarbital, 카르바마제핀carbamazepine 등은 약물 농도를 낮출 수 있다. 도네페질은 입에서 녹는 구강붕해정 제형이 있어 소량의 물과 함께, 혹은 물 없이도 복용이 가능하므로 삼키기 힘든 치매 환자에게 도움이 된다.

② 리바스티그민

리바스티그민rivastigmine은 기억력과 기타 인지기능과 관계된 해마와 대뇌 신피질에 선택적으로 작용한다. 약 자체의 반감기는 짧으나, 위가역적pseudoreversible으로 아세틸콜린에스테라아제에 결합, 구조를 변형시켜 아세틸콜린의 분해를 지연시키므로 약효가 12시간 이상 지속된다. 리바스티그민은 AChE뿐 아니라 가성콜린에스테라아제butyrylcholinesterase, BuChE를 동시에 억제하여 치료 효과가 증가된다. 알츠하이머병이 진행되면서 AChE는 지속적으로 줄어들고, BuChE는 증가한다. BuChE는 신경 독성이 있는 베타 아밀로이드 단백질 형성에도 관여한다고 알려져 있는데, BuChE의 단백질 분해 작용이 관여할 것으로 생각된다. 최근에는 피부를 통해 약이 흡수되는 패치형 제제가 개발되어 많이 사용된다. 패치형 제제는 효과가 종전 제형과 비슷하지만 부작용이 현저히 줄어든다. 피부를 통해 서서히 약물이 흡수되면서 혈장 농도가 급속히 올라가지 않고 일정한 치료 농도를 유지하기 때문이다.

③ 갈란타민

갈란타민^{galantamine}은 스위스 지방에서 자생하는 설강화$^{galantus\ nivalis}$라는 수선화과 식물에서 추출한 생약 성분으로 생합성이 가능해지면서 치매약으로 개발되었다. 신경 시냅스의 아세틸콜린에스테라아제를 억제하는 한편 시냅스전^{presynaptic} 신경세포막에 위치한 니코틴 수용체를 직접 자극$^{allosteric\ modulation}$한다고 보고되었다.

장기 복용 시 시냅스후 아세틸콜린 수용체$^{postsynaptic\ acetylcholine\ receptor}$ 숫자의 감소를 덜 유발하여 더 오랜 기간 동안 알츠하이머병 치료제로 효능을 발휘하며, 신경말단에서 분비되는 아세틸콜린의 분비량을 더욱 증가시키는 효과가 있다고 알려져 있다.

④ 콜린에스테라아제 억제제 부작용

콜린에스테라아제 억제제의 공통적인 부작용으로 아세틸콜린의 증가로 인한 오심, 설사, 식욕 감퇴, 어지러움, 근육 경련, 수면 장애 등이 있다. 드물지만 심각한 증상으로는 실신을 동반하는 서맥도 생길 수 있다. 부작용은 약물 증량 중에 일시적으로 발생하는 경우가 많고, 며칠 경과하면 대개 약화된다. 부작용을 줄이려면 약물을 서서히 증량하거나 PPI를 병용 투여하면 도움이 된다.

(2) NMDA 수용체 길항제

흥분성 뇌신경전달 물질인 글루탐산염은 과량 분비되면 신경세포의 손상을 일으켜, 알츠하이머병을 포함한 신경계 퇴행성 질환을 일으키는 병인에 관여한다. 생리학적으로 기억이나 학습과 관련하여 해마 신경세포의 형성에 중요한 역할을 하는 것으로 알려져 있다. 알츠하이머병에서는 글루탐산염이 과량 분비되어 안정기에도 항상 NMDA 수용체의 칼슘 이동 통로가 열려 세포 내로 칼슘이 과량 유입된다고 알려져 있다. 결국 항상 심한 잡음 noise 이 발생하여 신경세포에 필요한 신호가 발생하더라도 제대로 작용하지 못한다. 메만틴 memantine 은

NMDA 수용체 중앙에 위치한 칼슘 이동 통로에서 친화력이 낮은 길항제로 작용하면서 신경세포 안으로 과도하게 칼슘이 유입되는 것을 차단시켜 신경세포의 손상을 막아준다.

콜린에스테라아제 억제제들이 경도, 중등도 치매에 투여를 허가받은 것과는 달리 메만틴은 MMSE 20점 이하의 비교적 진행된 알츠하이머병의 치료에 사용된다. 그러나 경도 치매에도 효과를 나타낸다. 하루 한 번 5mg을 투여하고 이후 일주일 간격으로 5mg씩 증량시켜 최대 아침, 저녁 10mg씩 하루 20mg을 투여한다. 하지만 현재 많은 임상가들은 약제의 긴 반감기와 비교적 낮은 부작용을 근거로 하루 한 번 투여한다.

알츠하이머병 환자를 대상으로 작용 기전이 다른 도네페질과 메만틴을 동시 투여한 연구에서 한 가지 약제를 단독으로 쓰는 것보다 두 가지 약제를 동시에 투여하는 것이 더 큰 효과를 나타내고, 부작용은 크지 않은 것으로 나타나 진행된 치매에서 새로운 치료법으로 쓰일 수 있을 것으로 생각된다.

메만틴과 콜린에스테라아제 억제제를 같이 투여한 경우와 콜린에스테라아제 억제제만 쓴 경우, 약을 쓰지 않는 경우를 나누어 시설에 입원하는 빈도를 추적조사한 결과 두 가지 약을 같이 사용한 경우 시설에 들어가는 빈도가 가장 낮았고, 콜린에스테라아제 억제제만 사용한 경우도 약을 사용하지 않는 경우보다는 시설에 수용되는 빈도가 낮았다.

따라서 한 가지 콜린에스테라아제 억제제를 투여하다 효과가 없다고 생각되면 용량을 증량하거나, 메만틴을 추가하거나, 다른 콜린에스테라아제 억제제로 교체 투여할 수 있다.

Q4. 심평원 치매약물 보험인정 기준은?

약물	적용대상	적용범위
Donepezil 5, 10mg	AD, VaD	MMSE ≤ 26, CDR 1-3 or GDS 3-7
Donepezil 23mg		MMSE ≤ 20, CDR 2-3 or GDS 4-7
Rivastigmine capsule	AD, AD with CVD, PDD	MMSE 10-26, CDR 1-2 or GDS 3-5
Rivastigmine patch		MMSE ≤ 26, CDR 1-3 or GDS 3-7
Galantamine	AD, AD with CVD	MMSE 10-26, CDR 1-2 or GDS 3-5
Memantine	AD	MMSE ≤ 20, CDR 2-3 or GDS 4-7
Memantine+AchE inh.		

(3) 항아밀로이드 치료

베타 아밀로이드를 제거하려면 감마 세크레타아제를 억제하거나 알파 세크레타아제를 활성화시켜야 한다. 감마 세크레타아제는 아밀로이드 전구단백질amyloid precursor protein 뿐 아니라 노치notch 수용체, p75NTR 뉴트로핀neurotrophin 수용체 등 다양한 단백질 대사에 관계하므로 이를 억제하면 혈액, 위장, 피부에 다양한 부작용이 생길 가능성이 있다.

단일클론항체를 이용한 수동면역치료는 직접 아밀로이드 단백질을 주사하는 능동면역에 비하여 베타 아밀로이드 단백질을 빠르게 제거하고, 백신에 대한 면역반응이 떨어지는 노인에게 효과적이다. 하지만 여러 번 주사를 맞아야 하므로 시간과 비용이 들고, 혈관성 뇌부종을 유발하고 아밀로이드혈관병amyloid angiopathy으로 인한 미세출혈을 일으킬 수 있다.

면역글로불린 정맥주사는 길랑-바레 증후군을 비롯한 다양한 자가면역성 신경병을 치료하는 데 사용된다. 알츠하이머병 환자에게 투여 시 안전하고 부작용이 적으며 인지기능의 호전을 보이고 뇌척수액의 베타 아밀로이드 단백질의 농도를 낮추는 것으로 알려져 연구가 진행

중이다. 알츠하이머병의 발생과 진행에 아밀로이드 단백질의 형성이 중요하다는 아밀로이드 가설에 근거하여 이의 생성을 억제하고 제거를 촉진하는 약물들이 개발되어 임상 연구 중이다.

(4) 타우 단백질 표적 치료제

타우 단백질은 베타 아밀로이드 단백질과 더불어 알츠하이머병의 병인을 설명하는 중요한 물질이다. 세포 내에서 미세관과 결합하여 구조를 안정화시켜 세포의 모양을 지지하고, 신경성장인자 등 신경의 생존과 활동에 중요한 물질들의 이동을 도와 세포의 기능을 유지한다.

타우 단백질이 과인산화되면 미세관에서 떨어져 나와 서로 뭉치는데 이것을 신경원섬유매듭이라고 한다. 조증^{mania} 치료에 쓰는 리튬이나 항경련제인 발프로산염^{valproate}이 타우 키나아제인 글리코겐 합성 효소 키나아제-3$^{glycogen\ synthase\ kinase-3,\ GSK3}$의 기능을 억제하여 이상 타우 단백질과 아밀로이드 베타 단백질의 생성을 억제하는 효과가 있는 것으로 밝혀져 알츠하이머병 치료에 사용될 가능성이 제기되었다. 향후 다양한 GSK3 억제제나 메틸렌 블루$^{methylene\ blue}$, 다부네타이드^{davunetide} 같은 약물이 계속 합성 및 연구될 예정이다.

(5) 기타 약제들

치매 치료와 뇌기능 개선을 위하여 많은 약들이 개발되었는데 이들을 통칭하여 누트로픽 ^{nootropic}이라 한다. 치매 치료의 보조제로 아세틸-L-카르니틴$^{acetyl-L-carnitine}$, 콜린 알포세레이트$^{choline\ alfoscerate}$, 옥시라세탐^{oxiracetam}, 징코 빌로바$^{gingko\ biloba}$ 등이 처방되고 있다. 이들은 아세틸콜린의 전구물질로 작용하거나 신경연접에서 아세틸콜린의 분비량을 증가시켜서 작용을 나타낸다고 알려져 있다.

제 7장
혈관성 치매

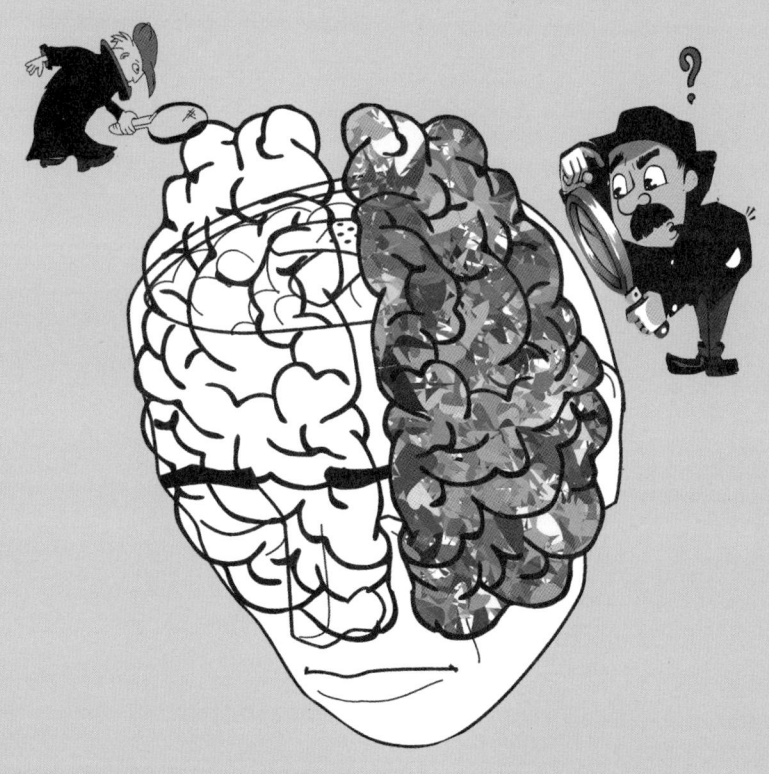

제7장 혈관성 치매

(1) 혈관성치매란

혈관성치매는 허혈성 및 출혈성 뇌혈관질환 혹은 심혈관질환에 의한 허혈성-저산소성뇌병변과 관련된 치매를 가리킨다. 즉, 기억력 등 인지기능과 행동조절에 관여하는 대뇌 주요 부분에 뇌혈관질환으로 인한 병변이 발생하여 치매가 초래된 경우로 정의된다.

한편 '혈관성인지장애 vascular cognitive impairment, VCI 란 보다 광범위한 개념으로 뇌혈관질환에 의해 발생하는 모든 인지기능장애를 의미한다.

즉, 혈관성치매는 물론, 인지장애가 뚜렷하지 않아 치매의 진단 기준을 만족하지는 못하지만 뇌혈관질환으로 인한 다양한 형태의 혈관성 경도인지장애 vascular cognitive impairment no dementia, VCIND를 모두 포함한다.

(2) 혈관성치매의 역사

혈관성치매의 역사는 1672년에 유명한 해부학자이자 의사인 토머스 윌리스$^{Thomas\ Willis}$가 저서 <동물의 영혼에 관하여$^{De\ Anima\ Brutorum}$>에서 반마비와 치매 증상을 동반한 증례들을 기술하면서 시작되었다. 1894년 빈스방거^{Binswange}와 알츠하이머는 피질하 백질변성$^{subcortical\ white\ matter\ change}$과 뇌실 확장 소견을 보인 치매를 기술하여 이후 혈관치매의 한 유형인 '빈스방거병'으로 알려지게 되었다. 1910년 에밀 크레펠린$^{Emil\ Kraepelin}$은 노인성치매의 주요 형태로 '죽상경화치매$^{atherosclerotic\ dementia}$'를 제안하다. 이후 1970년대까지 노인성치매의 주요한 원인이 알츠하이머병보다 '혈관성치매'라고 생각했다. 하지만 1970년대에 톰린슨^{Tomlinson} 등이 치매 환자의 사후 부검을 통해 알츠하이머병이 혈관성치매보다 더 흔하다는 것을 보고한 이후 치매의 발생에 있어 혈관성치매의 역할이 오히려 모호한 위치에 놓이게 되었다. 1990년대에 들어 자기공명영상의 발달과 함께 혈관성인지장애라는 개념이 도입되면서 허혈성 뇌병변의 부담이 인지기능에 미치는 영향을 이해하게 되었다.

(3) 혈관관치매의 위험인자

혈관성치매의 위험인자는 뇌졸중의 위험인자와 비슷하여 고혈압, 흡연, 굵은 허리둘레(waist to hip ratio), 신체활동 부족, 당뇨, 음주, 심장병, 아포지질단백 B/A1비가 높은 경우, 스트레스, 우울증 등이다. 그 밖에 고령, 저학력, 가족력도 위험인자에 속한다.

(4) 혈관성치매 진단

혈관성치매의 진단에는 시간적 진행 양상, 인지기능 이상, 신경영상 검사상 뇌혈관 질환의 존재(또는 뇌경색의 병력이나 국소 신경학적 이상의 존재), 그리고 섬망상태 및 알츠하이머병 등 다른 치매의 배제가 중요하다. 또한, 혈액검사를 통해 다른 원인을 감별해야 한다.

임상적으로는 갑작스런, 또는 단계적 인지기능 저하나 국소신경학적 증후·증상이 동반되었을 때 혈관성치매를 의심한다. 일부에서 뚜렷한 뇌졸중의 병력도 없고 신경학적 결손 증상도 발가락신전징후(extensor toe sign) 이상 등 가벼운 징후만 보이는 경우도 있다.

특히 피질하 혈관성치매의 경우, 서서히 시작하여 점진적으로 악화되는 인지기능 장애를 보일 수 있으므로 뇌영상 없이는 알츠하이머병과 감별진단이 어려울 수 있다. 반대로 알츠하이머병 환자가 익숙하지 않은 환경이나 가족의 사망, 새로운 환경으로의 이주 등 감정적, 상황적 위기로 인해 갑작스러운 악화를 보일 수도 있으므로 피질하 혈관성 치매와의 감별에 유의해야 한다. 정리하면 신경학적 진찰에서 국소 신경학적 결손 증상과 함께 신경영상검사에서 혈관성병변이 확인되고, 병변과 치매 사이에 시간적-논리적인 연관성이 판명되면 혈관성치매로 진단할 수 있다.

(5) 혈관성치매 임상증상

혈관성치매의 임상 증상은 병소의 위치에 따라 다를 수 있다.

우선 대뇌피질 증상과 피질하 증상으로 나눈다. 대뇌피질 증상 중 전두엽 이상은 수행기능 executive function 이상, 의지상실 abulia, 탈억제 disinhibition 를 나타낼 수 있다. 좌측 두정엽의 이상증세로서는 실어증, 실행증이 있다.

피질하증상은 성격과 감정의 변화, 정신운동의 느려짐, 가성구마비, 우울증, 감정변화, 그 외 정신증적 증상 및 행동장애 증상을 들 수 있다. 인지기능 외에 보행장애, 자세 불안정, 반복적인 넘어짐, 빈뇨나 요실금, 추체외로증상, 경직, 운동불능증이 나타날 수 있다.

피질과 피질하 증상에 공통적인 것으로 편마비, 안면 근육의 약화, 감각 소실이 있다.

다발경색치매는 뇌경색의 위치에 따라 인지기능의 장애가 다르므로 정형화해서 말하기 힘들다. 하지만 피질하 혈관성치매는 피질 기능은 유지되나 백색질의 이상으로 인해 피질의 신호가 전달이 안 되는 상태로 생각과 행동이 느려지는 비교적 균일한 특징을 갖는다.

일반적으로 혈관성치매에서는 알츠하이머병보다 기억장애가 경하다. 기억에 있어서는 지연회상$^{delayed\ recall}$보다는 재인^{recognition}이 더 보존되며, 회상 시 다른 말로 답하는 오류도 적다.

혈관성치매의 심리행동 증상으로는 우선 우울증이 비교적 흔하다. 알츠하이머병의 우울증보다 더 심하지만 항우울제에 대한 치료효과가 좋다. 다른 치매보다 감정의 기복이 심해 잘 조절되지 않고 부적절하며 지속적인 웃음$^{병적웃음,\ pathological\ laughing}$ 또는 눈물을 동반한 울음$^{병적울음,\ pathologic\ crying}$을 보이는 경우도 있다. 이는 가성구 증후군의 특징으로 안면, 혀, 그리고 인두 근육의 뇌신경 핵상마비$^{supranuclear\ palsy}$ 때문이며 안면운동마비, 연하장애, 경직성 구음장애, 감정실금^{emotional}

incontinence을 동반한다.

(6) 혈관성 치매 종류

① 다발경색치매

다발경색치매 multi-infarct dementia 의 발병기전은 주로 경동맥이나 중뇌동맥 같은 큰 혈관의 협착이나 폐쇄, 심인성 색전 cardioembolism 또는 저관류 hypoperfusion 에 의한 허혈성 뇌졸중이다. 병변은 주로 대뇌피질 부경색이나 경계대뇌경색 borderzone infarction 으로 나타나고, 인지기능에 중요한 대뇌 피질의 다발적 손상에 의해 치매가 초래된다. 보통 치매 증상은 뇌졸중의 발병과 뚜렷한 시간적 연관성이 있고 편마비, 언어장애 등 국소 신경학적 결손소견이 동반된다. 인지기능장애 증상은 병변의 위치에 따라 다양한 양상을 보인다.

② 전략뇌경색치매

다발경색치매와 달리 한 곳의 작고 국소적인 뇌경색 병변이라도 위치에 따라 심각한 인지기능 장애를 일으켜 치매로 나타날 수 있는데 이를 전략뇌경색치매 strategic infarct dementia 라 한다. 병변의 위치가 증상

발현의 가장 중요한 요인이며, 병변의 크기나 발병기전은 매우 다양하다. 이런 형태의 치매를 일으키는 뇌병변의 흔한 위치는 좌측 모이랑angular gyrus, 내측측두엽mesial temporal lobe, 내측 전두엽medial frontal lobe 등 대뇌 피질부이다. 대뇌 피질의 침범 없이 시상, 좌측 속섬유막 무릎genu of internal capsule, 꼬리핵caudate nucleus, 창백핵globus pallidus, 뇌활fornix, 기저 앞뇌basal forebrain의 경색도 치매 증상을 유발한다.

③ 피질하 혈관성치매 Subcortical Vascular Dementia

피질하 혈관성치매subcortical vascular dementia는 소동맥질환에 의해 유발된 피질하의 다발성 열공경색lacune이나 심한 백질변성leukoaraiosis으로 초래되며 발병 기전상 다른 혈관성치매에 비해 비교적 동질한 특징을 갖는다. 다발성 피질하 열공경색은 뇌 기저부 윌리스환 주변 큰 동맥에서 분지되는 관통동맥penetrating artery의 폐쇄로 초래되며 주로 기저핵과 시상 주변에 직경 1.5 cm 이하의 작은 뇌경색병변을 일으킨다. 다수의 열공경색병변이 전전두엽 피질하회로prefrontal subcortical circuit나 시상-피질회로thalamo-cortical circuit를 단절락시켜 인지기능 장애를 유발한다.

④ 출혈성병변

고혈압성 뇌실질내출혈, 동정맥기형 파열, 동맥류 파열 등 출혈성병변과 함께 뇌출혈 이후 발생하는 혈관연축에 의한 허혈성병변도 포함한다. 뇌아밀로이드 혈관병증 cerebral amyloid angiopathy 나 혈액학적 이상에 의한 뇌내출혈, 지주막하출혈, 뇌출혈 후 폐쇄성수두증, 경막하혈종 등이 있다. 간혹 정맥기형이나 정맥동혈전증 venous sinus thrombosis 처럼 허혈성및 출혈성병변이 복합되는 경우도 있다. 일반적인 뇌출혈 위치인 기저핵, 시상 등이 아닌 뇌내출혈에서는 항상 뇌아밀로이드 혈관병증을 고려해야 한다. 뇌아밀로이드 혈관병증은 미세혈관 폐쇄를 유발해서 피질하역에 허혈성병변을 만들뿐더러 미세동맥류를 형성하고 이의 파열로 인한 경한 지주막하출혈도 야기한다.

(7) 혈관성 치매의 특징증상

① 기억력

알츠하이머병에서는 초기에 삽화기억상실 episodic memory loss 이 나타나고, 이후 의미기억소실 semantic memory loss 이 나타나는 것이 특징이다. 오래된 기억보다 최근 사건에 대한 기억장애가 심하고, 회상과제뿐 아니라 재인과제 recognition task 에서도 장애를 보인다. 이에 반해 혈관성치매에서는 재인과제 수행 장애가 덜 하고, 특히 힌트를 들으면 수행이 더욱 증진된다. 알츠하이머병의 기억장애가 정보를 단기에서 장기기억으로 전이하고 기억을 등록 및 저장하는 과정에 이상이 생긴 것이라면, 혈관성치매의 기억장애는 기억 인출 retrieval 장애가 두드러짐을 시사한다. 반면, 기억력 중에서도 전전두엽기능과 관련이 있는 작업 기억 working memory 은 혈관성치매에서 전두엽기능 장애와 함께 초기에 손상될 수 있다.

② 언어능력

혈관성치매에서는 언어의 유창성이 두드러지게 손상되며, 구음장애가 관찰될 수 있다. 이름대기능력은 알츠하이머병의 초기 단계부터 손상되며, 혈관성치매에 비해 더욱 현저하므로 두 질환의 구분에 중요하다. 특히 알츠하이머병은 명사나 관사 등 어휘 목록에 대한 장애 즉, 어휘집 lexicon 장애가 두드러지고, 혈관성치매는 문법 syntax 장애가 두드러진다.

(8) 혈관성치매의 예방

혈관성치매는 뇌혈관질환에 의해 발생한다. 프레밍엄 코호트 연구에 의하면 뇌졸중 후에는 치매의 발병 위험이 2.0-2.8배 높아진다. 뇌졸중의 예방을 위해서는 고혈압, 당뇨병, 고지혈증, 비만, 흡연, 폐쇄성 수면무호흡증후군과 같은 혈관성 위험인자의 조절이 매우 중요하다.

① 고혈압

중년기에 고혈압이 있는 경우 알츠하이머병과 혈관성치매의 위험이 모두 높아지는데, 노년기 고혈압에서는 혈관성치매의 위험은 증가하지만 알츠하이머병에 대한 영향은 확실치 않다.

정상 노인을 대상으로 한 관찰연구에서 항고혈압제를 투여하면 인지기능 저하가 지연되고 치매 발생 위험이 낮아졌다. 다양한 항고혈압제 중 칼슘통로차단제 calcium-channel blocker, CCB, 안지오텐신 전환효소억제제 angiotensin-converting enzyme inhibitor, ACEI 및 안지오텐신 수용체차단제 angiotensin receptor blocker, ARB가 뇌혈류를 유지하면서 혈압을 조절해준다. 칼슘통로차단제는 인지기능이 정상인 60세 이상 수축기 고혈압 환자에서 2년간 추적 관찰 시 50%의 치매 예방 효과를 나타냈고, 안지오텐신 수용체차단제는 70세 이상 고혈압 환자를 대상으로 한 연구에서 주의집중력 및 기억력 등 인지영역을 개선시켰다.

② 당뇨병

인슐린 비의존성 당뇨병과 알츠하이머병, 혈관성치매와의 상관성은 명확하다. 혈관성치매는 2-3배 정도 위험도가 증가하며, ApoE ε4가 동반된 인슐린 비의존성 당뇨병 환자에서는 알츠하이머병의 위험도가 5-6배까지 증가한다. 당화혈색소가 1% 상승하면 심혈관계 질환 위험이 18%씩 증가하고, 고혈당이 오래 지속되면 뇌위축이 진행되며 자기공명영상에서 백질부 고신호강도와 열공성 뇌경색이 증가한다. 특히 식후고혈당 상태가 인지기능 저하와 관련이 있다.

③ 고지혈증

많은 연구에서 LDL 콜레스테롤 및 중성지방과 치매와의 관련성을 입증하는 데 실패하여 고지혈증과 치매의 관계는 아직 불명확하다. 몇몇 연구에서는 중년기 고지질혈증이 노년기 인지기능 저하와 관련이 있었다. 한편 스타틴 계열 지질강하제는 고혈압 환자에서 뇌졸중의 발병을 감소시키지만, 치매 예방이나 인지기능 개선 효과는 아직 입증되지 못했다.

④ 대사성 증후군

복부비만, 공복혈당 상승, 고혈압, 낮은 혈중 고밀도지질단백질^{HDL} 콜레스테롤, 높은 혈중 중성지방수치로 정의되는 대사성 증후군에서 혈관성치매는 3배가량 증가하고 염증표지자인 피브리노겐 상승이 동반된 경우 9.5배까지 증가한다.

⑤ 심방세동

심인성뇌경색의 주요한 원인인 심방세동은 65세 이상에서 혈관성치매 유병률을 높인다. 심방세동 환자에서 뇌졸중의 1차 예방에는 경구용 항응고제인 와파린이 효과적이다. 와파린은 항응고 효과를 측정하는 수단인 INR 수치가 2-3 사이일 때 아스피린 투여나 INR 수치가 1.5 미만일 때보다 예방효과가 월등하다.

⑥ 고호모시스테인증

고호모시스테인증 역시 허혈성뇌질환 및 알츠하이머병과 관련이 있다. 하지만 엽산과 비타민B12/B6를 투여하여 호모시스테인 수치를 감소시키면 인지기능이 개선되는지는 연구에 따라 상이한 결과를 보인다.

⑦ 흡연

중년기에 하루 2갑 이상의 흡연력은 비흡연자에 비해 혈관성치매의 위험을 2-3배 높인다. 하지만 과거 흡연력이 있는 경우 알츠하이머병의 위험도는 증가하지만 혈관성치매의 위험도는 변하지 않는다고 보고되었다.

⑧ 체질량지수

체질량지수^{body mass index, BMI}가 30 이상인 중년기 비만의 경우, 혈관성치매 위험이 5배까지 증가하고, 과체중^{BMI 25-30}인 경우 2배가량 증가한다.

⑨ 수면무호흡증후군

폐쇄성 수면무호흡증후군은 무호흡-호흡저하지수^{apnea-hypopnea index, AHI}가 19 이상인 성인 남성에서 뇌졸중 위험을 3배 가까이 증가시킨다. 노인 여성을 대상으로 한 연구에서도 AHI가 15 이상이거나 전체수면시간의 7% 이상 무호흡 또는 호흡저하상태인 경우 5년 후 경도인지장애 또는 치매의 위험성이 각각 1.7배, 2.0배가량 높아졌다.

⑩ 식이 습관

과도한 지방 섭취, 과도한 소금 섭취, 비타민B12/B6/엽산 부족 등이 뇌졸중의 위험을 증가시키는 반면, 비타민C나 칼륨 등은 감소시킨다. 고용량 비타민E [1일 2000 IU]가 알츠하이머병의 진행 속도를 완화시키는 것으로 보고된 바 있지만, 지금까지의 연구 결과만으로는 비타민E나 비타민B12, 엽산 등이 치매 예방에 효과가 있다는 증거가 불충분하다. 관심을 끌고 있는 지중 해식 식단은 알츠하이머병의 위험성을 낮춘다고 보고되었다. 관찰연구들을 통해 적절한 신체활동은 혈관성치매 위험성을 30-40% 정도 낮추는 것으로 알려졌다.

(9) 혈관성치매의 약물 치료

① 콜린분해효소억제제

혈관성치매에서 콜린성 결핍이 존재함은 잘 알려진 사실이다. 고혈압성 미세혈관병증에 취약한 관통 소동맥이 전뇌 기저부의 콜린성핵에 혈액을 공급하며, 해마의 CA1 영역 또한 허혈성 손상에 취약하다. 알즈하이머병 환자의 뇌에서는 약 70%의 콜린성 신경세포가 소실되며, 혈관치매에서는 40% 정도 소실된다는 연구도 있다. 현재 알츠하이머병 환자의 치료제로 쓰이는 3종의 아세틸콜린 분해억제제가 혈관성치매에도 효과가 있는지 시험 중으로, 중등도 정도의 증상 개선이 관찰되었다.

② 메만틴

메만틴은 NMDA 수용체 길항제로 글루탐산염에 의해 유발된 신경독성을 억제한다. 따라서 아세틸콜린분해효소 억제제와는 작용기전이 전혀 다르다. 연구에서 인지기능 개선 효과는 뚜렷했으나 일상생활 능력을 비롯한 기능적 측면에서 개선 효과를 입증하지는 못했다. 기존에 도네페질로 치료받던 알츠하이머병 환자에서 추가 투여 시 효과가 있다는 보고도 있어, 아세틸콜린분해효소 억제제 단독 투여 시 효과 부족 문제를 극복할 수 있는 해결책으로 생각된다.

③ 기타 약제

혈관성치매에서 아스피린, 아세틸-L-카르니틴, 콜린 알포세레이트,

옥시라세탐, 징코 빌로바, 호르몬 보충요법, 비타민E, 엽산 및 비타민 B12 등을 사용하기도 한다.

> **Q5.** 혈관성치매와 알츠하이머병의 임상적 감별
>
> 혈관성치매는 알츠하이머병 다음으로 흔한 치매의 원인으로 모든 치매의 15-20%를 차지한다. 우리나라에서도 전체 치매의 12-37.5%를 차지하고, 알츠하이머병과 혈관성치매를 합하면 전체 치매 환자의 80-90%를 차지할 정도로 매우 높은 비중을 보인다. 알츠하이머병과 혈관성치매는 임상 양상과 신경학적 검사를 비롯하여 신경심리검사, 각 질환의 진단 기준과 뇌영상진단법 등이 감별진단에 도움이 되나, 종종 공존하는 경우도 있어 감별이 쉽지 않다.
> 혈관성치매는 치매 증상과 뇌혈관 질환 사이에 직접적인 인과관계가 반드시 증명되어야 하므로 알츠하이머병과의 감별을 위한 문진은 다음과 같은 점에 중점을 둔다.
> 첫째, 치매 증상이 언제부터 생겼고, 인지장애의 특징이 무엇이

머, 어떤 양상으로 진행하는가. 둘째, 과거력상 뇌졸중 병력이 있는가. 셋째, 뇌졸중 위험인자가 있는가. 넷째, 치매의 가족력이 있는 가 등이다.

일반적으로 알츠하이머병은 치매 증상이 서서히 발병하고 서서히 악화되는 반면, 혈관성치매는 갑작스럽게 발생하여 단계적으로 악화되거나 증상이 기복성을 띠는 점이 가장 큰 특징이다. 알츠하이머병에서는 초기부터 지남력을 포함한 기억력, 이름대기능력, 시공간능력이 비교적 심하게 손상된다. 그러나 혈관성치매에서는 주로 전두엽, 피질하 병변으로 인해 기억력이나 언어능력보다는 전두엽 기능인 주의력, 수행기능, 계획 및 조절능력이 먼저 손상되고 언어의 유창성이 저하되는 점이 알츠하이머병과 다르다.

Q6. 혈관성치매와 알츠하이머병을 진단할 때 뇌영상 소견의 차이

알츠하이머병에서는 컴퓨터단층촬영과 자기공명영상에서 대뇌피질이나 피질하에 광범위한 뇌위축 소견이 보인다. 특히 해마를 포함한 내측두엽 medial temporal lobe 에 뇌위축 소견이 뚜렷하다. 반면, 혈관성치매에서는 기저핵이나 시상의 고음영과 뇌경색 소견을 비롯하여, 백질과 뇌실 주위에 융합성 백질고음영 confluent white matter hyperintensity 과 불규칙한 고음영 변화를 보이는 것이 특징적이다.

양전자 방출 단층촬영술 positron emission tomography, PET 이나 단일광자 방출 단층촬영술 single photon emission computed tomography, SPECT 검사로 두 질환의 기능적 차이를 비교할 수 있다.

SPECT는 뇌혈류 상태를 나타내는데, 알츠하이머병에서는 신경원 섬유매듭이 가장 먼저 생성되는 내후각피질 entorhinal cortex 과 하측두피질 inferior temporal cortex 부터 혈류가 감소되어 병이 진행되면서 두정엽, 말기에는 전두엽으로 혈류 저하가 진행된다.

혈관성치매에서는 병소와 일치하는 곳 즉, 대뇌피질뿐만 아니라 피질하에도 국소적이며 비대칭적인 혈류 저하 소견을 보이고, 뇌혈류의 자동조절 기능장애로 인해 알츠하이머병과 달리 뇌혈류의 보유력이 떨어진다.

PET 연구의 결과도 비슷하여 알츠하이머병에서는 초기에 내측두엽의 당대사와 산소 소모량이 질환의 중증도에 비례해서 감소하고, 병이 진행되면 두정엽과 전두엽까지 점차 대칭적으로 감소된다.

반면에 혈관성치매에서는 비대칭성 다발성 국소대사 저하 소견이 관찰된다. 당대사를 관찰하는 FDG-PET 외에 아밀로이드 축적을 직접 관찰할 수 있는 아밀로이드 PET이 개발되었다. 아밀로이드가 축적되는 알츠하이머 치매에 양성을 보이므로, 향후 보다 정확한 진단이 가능할 것으로 기대된다.

제 8장
전두측두엽 치매

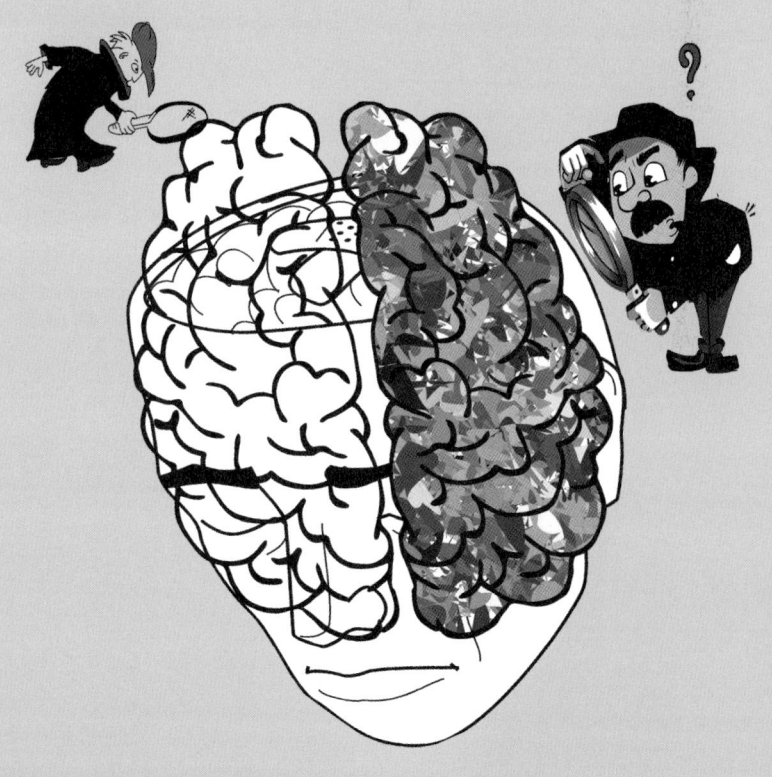

제8장 전두측두엽 치매

1. 이상행동이 주증상인 전두측두엽 치매

1892년 아놀드 픽 Arnold Pick 은 서서히 진행하는 언어장애와 측두엽 위축 소견을 보인 71세 남자 환자를 보고했고, 1906년에는 국소적 전두엽 위축을 보인 예를 보고했다. 1925년 스파츠 Spartz 와 오나리 Onari 등이 이런 질환을 픽병 Pick's disease 으로 명명했다. 한동안 새로운 보고가 없다가, 1980년대부터 이상행동을 주증상으로 하는 치매에 대한 보고가 점차 증가하면서 임상병리학적 소견에 따라 전두엽형치매 dementia of frontal lobe type, 비알츠하이머형 전두엽퇴행 frontal lobe degeneration of non-Alzheimer type, 전두측두엽치매 frontotemporal dementia, FTD, 행동 치매 comportmental dementia 등 여러 가지 이름으로 불리다가 1994년 룬드-맨체스터 Lund-Manchester 모임에서 이들을 통합하여 전두측두엽 퇴행으로 명명하는 새로운 기준이 마련되었다. 1998년 니어리 Neary 등은 전두측두엽퇴행을 3가지 아형 전두측두엽치매, 의미치매, 진행성비

유창실어증으로 구분하고, 각각을 구별하는 임상기준을 수정 제시했다. 이후 임상 진단기준에는 없었던 진단수준을 확정definite, 가능probable, 추정possible 으로 구분했다.

(1) 전두측두엽치매의 아형별 증상

① 행동변이형 전두측두엽치매

행동변이형 전두측두엽치매behavioral variant FTD는 전두엽과 측두엽 손상에 의한 증상이 다 있으나 특히 전두엽 손상 증상이 두드러지게 나타난다. 전두엽 손상 증상을 한 마디로 요약하면 '성격의 변화'라고 할 수 있다. 행동변이형 전두측두엽치매의 가장 큰 특징은 초기에 성격변화와 함께 사회생활에서 행동 및 처신의 변화가 온다는 것이다. 성격변화와 이상한 행동에도 불구하고 기억장애는 별로 없다. 또한 초기에는 방향감각이 정상이어서 길을 헤매는 일도 거의 없다. 최근 기억장애와 방향감각 소실을 주로 보이는 알츠하이머병과 다른 점이다.

② 전두엽 손상에 의한 증상

전두엽 손상에 의한 증상은 세 가지로 분류할 수 있다.

첫째, 전두엽은 충동을 억제한다. 예를 들어 다른 사람을 미워하면 당장 욕하거나 때리고 싶지만 이를 참을 수 있다. 맛있는 음식이 있어 당장 먹고 싶어도 일단 참거나 남에게 먼저 권하는 행위도 전두엽의 기능 덕분이다. 따라서 전두엽이 손상되면 예절이 없어진다. 남을 배려하지 않고 직선적이 되며 헐뜯거나 욕을 할 수도 있다. 성적 행동을 참지 못해 지나치게 부부관계를 요구하거나 남 앞에서 옷을 벗고 다니기도 한다. 남의 물건을 훔치기는 환자도 있다. 보호자들은 환자가 '많이 웃는다', '밖으로 돌아다닌다', '집안에서 한자리에 가만히 있지 못하고 서성거린다', '소변이나 대변을 참지 못한다'라고 표현한다.

충동적인 행동은 전두엽의 배쪽인 안와전두 fronto-orbital 부위의 손상과 연관이 있다고 알려져 있다. 이 부위의 손상 시 또 다른 증상으로 강박행동 또는 반복행동이 나타날 수 있다. 강박 증상에는 씻기, 점검하기, 정리하기, 모으기, 세기, 그리고 그 밖의 반복적 행동들이 있다. 반복하여 문단속을 확인하거나 과도하게 씻기를 반복하고, 정해진 물건을 일정한 자리에 놓거나 특정 물건에 집착을 보이는 행위, 특정한 물건을 모으는 일, 계속하여 노래를 한다거나 셈을 하는 행위 등이 공통적으로 관찰된다.

둘째, 전두엽은 다양한 사고, 계획 수립, 올바른 판단에 관여한다. 우리는 여러 가지 경우를 생각해보고 가장 좋은 것이 무엇인지 판단하여 최종적으로 선택한다. 전두엽이 손상되면 이런 기능이 떨어지므로 생각이 단순하고 융통성이 없어지며 고집이 세진다. 판단력 장애도 나타난다. 이 증상은 주로 전두엽의 등쪽인 뒤가쪽 전전두 dorsolateral prefrontal 부위의 손상으로 인해 나타난다.

셋째, 전두엽의 중요한 기능 중 하나는 자발성 또는 무언가를 하려는 의지를 일으키는 것이다. 전두엽이 손상되면 자발성이 떨어지고, 수동적이 되며, 게을러지고 스스로 일을 찾아 무언가를 하려는 능력이 떨어질 수 있는데, 이는 내측 전두 medial frontal 부위의 손상에 의해 나타난다.

③ 측두엽 손상에 의한 증상

성격변화와 함께 감정이 무뎌지는 것도 초기에 나타나는 특징이다. 다른 사람의 감정을 파악하는 데 둔감해지고, 자신의 감정적인 표현도 줄어든다. 행복감, 슬픔, 분노, 공포 등 기본적인 감정표현이 부적절하고 특히 공포와 슬픈 표정에 대한 이해가 떨어지는데 이는 우측 측두엽 손상과 관련이 있다.

Q7. 클뤼버-부시 Klüver-Bucy 증후군

측두엽 전방부에 양측성으로 손상이 오면 발생한다.
다섯 가지 증상이 있다.

1. 보이는 것마다 만지고, 특히 입으로 탐색하려는 행위 ^{사고탈선,} hypermetamorphosis

2. 먹지 못할 것을 먹거나 ^{이식증, pica} 과식하는 행위 ^{과식증, hyperphagia}

3. 과도한 성적 행동 ^{성욕과다증, hypersexuality}

4. 물체를 보고 인식하는 능력의 저하 ^{시각실인증, visual agnosia}

5. 공격적인 상황에서 공포감을 느끼지 못하고 비정상적으로 온순해지거나 순종적이 됨.

병이 중기 이상으로 진행하면 다른 인지기능의 장애도 나타난다. 언어장애로 점차 자발적으로 말하는 양이 적어지고, 대화 시에도 한 단어나 짧은 문장으로 대답한다. 동사에 대한 표현이나 이해가 저하되고, 문법적으로 어려운 문장을 이해하는 데 더 심한 장애를 보인다. 발화장애도 관찰되는데, 마지막 음절을 반복하는 어간대 logoclonic 나 각 음소를 빠르게 반복하는 발화, 다른 사람의 말을 따라하는 메아리증 echolalia, 자신이 말한 단어나 구를 따라하듯 반복하는 동어반복증 palilalia 이 나타난다. 병이 진행되면 옷 입는 방법을 잊어버리고, 아무 곳에나 대소변을 보기도 한다. 의미 없는 웃음이 많아지고 식욕이 늘어 통제하지 않으면 과식으로 체중이 늘기도 한다. 걸음걸이도 나빠지고 말수가 거의 없어진다. 이후 호흡기, 요로계통, 욕창 궤양 등에 의한 감염으로 사망하게 된다.

(2) 의미치매

의미치매 semantic dementia 는 비교적 최근에 제시된 용어다. 병변은 초기에 측두엽 전방부에만 국한되다가 결국 양측 측두엽의 위축으로 진행되나 어느 쪽에서 시작했는지에 따라 매우 비대칭적이고 증상의 차이가 있다. 좌측 측두엽의 위축으로 시작된 경우 단어의 의미를 잘 알지 못하는 증상으로 발현하고, 우측 측두엽의 위축으로 시작되는 경우는 친근한 얼굴을 알아보지 못하는 증상으로 시작한다.

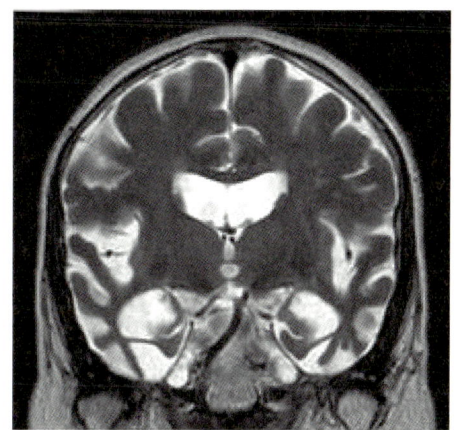
의미치매환자의 MRI
측두엽 앞쪽의 위축이 심하다

왜 '의미치매'라고 할까? '사과'라는 단어를 들으면 '달다', '시다', '빨갛다', '과일' 등 사과의 여러 가지 의미 semantic 가 떠오른다.

하지만 좌측 측두엽 병변이 더 심한 의미치매 환자들에게 '사과'라고 하면 "사과라는 말을 많이 들어본 것 같은데, 무슨 말인지 모르겠다"라고 대답한다. 단어의 의미를 모르는 것이다. 우측 측두엽 병변이 더 심한 의미치매 환자에게 병전에 잘 알던 얼굴 예를 들어 대통령 얼굴을 보여주면, 남자인지 여자인지, 나이가 많은지 적은지는 구별하지만 누구인지를 모른다 얼굴 인식불능증. 즉, 얼굴의 의미를 모르는 것이다.

① 좌측 측두엽 위축이 더 심한 의미치매

흔히 사용하지 않는 명사에 대한 이름대기장애^{anomia}와 이름을 말하라고 하면 의미가 비슷하지만 하위 개념의 다른 단어로 대치하는 의미착어증$^{semantic\ paraphasia}$이 나타난다. 예를 들어, '사자'를 보여주고 이름을 물으면 예컨대 '개'라고 대답한다. '동물'이라는 식으로 대답할 수도 있지만 개라고 대답하는 경우가 더 흔하다. 질환 초기에는 흔히 사용하는 단순언어의 의미는 유지되므로 간단한 문장이해력 검사에서 이상소견이 없는 경우가 많다. 더 진행하면 문장 알아듣기장애가 나타난다. 스스로 말하는 문장의 길이나 발화의 양, 유창성은 유지되나 '저것', '이것' 등 의미 없는 단어만 말한다. 따라 말하기는 비교적 잘 유지된다.

② 우측 측두엽 위축이 더 심한 의미치매

초기 증상이 얼굴인식불능증^{prosopagnosia}으로 나타난다. 가족 또는 평소에 잘 알고 지내던 가까운 친지나 친구 등 친숙한 사람, 또는 대통령이나 연예인 같은 유명인사의 얼굴이나 사진을 보고 누구인지 파악하지 못하는 현상이다. 심하면 거울에 비친 자신의 얼굴을 보고도 누구인지 모른다. 얼굴인식불능은 일차적인 시지각 능력장애 통각인식능력 때문은 아니다. 동일한 모양이나 물체를 짝지을 수 있다는 점, 그림 베끼기가 가능하고 시계, 꽃 등 간단한 것을 그릴 수 있으므로 통각인식능력은 보존된다는 것을 확인할 수 있다.

의미치매 환자의 그림 그리기

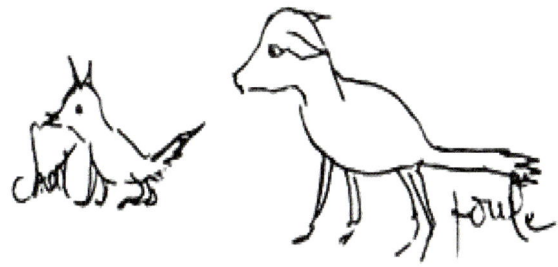

고양이 포유류 와 닭 조류 의 기본적인 차이 고양이 다리 넷, 닭 다리 둘 을 알지 못하고 닭이 귀가 있고 고양이는 부리가 있는 것으로 그린다.

(3) 진행성 비유창실어증

진행성 비유창실어증 progressive nonfluent aphasia 은 초기에 우성 반구의 실비우스 주위 피질 전두엽 하부와 측두두정엽의 경계부에 비대칭적인 위축이 관찰된다. 가장 큰 특징은 다른 인지기능의 두드러진 변화 없이 발병 후 수년간 주로 언어장애만 관찰된다는 점이다. 언어장애가 주된 증상인 의미치매 진행성 유창성실어증 와의 차이는 이름처럼 언어표현의 유창성이 심하게 손상된다는 점이다.

진행성 비유창실어증은 서서히 발병해서 점차 진행한다. 우선 유창성이 많이 떨어지면서 문법적 오류가 많이 관찰된다. 또한 이름대기장애가 나타나며, 특히 음소착어증 phonemic paraphasia 을 보인다. 음소착어증이란 음에 기초한 오류로 음소 phoneme 가 부적절하게 치환되거나 사용되는 장애를 말한다. 예를 들면 '백악관'을 '백악기', '자전거'를 '자령거' 등으로 바꾸어 말한다. 그 외에도 말더듬, 따라말하기장애, 그리고 입으로 휘파람 부는 흉내를 내라고 하면 제대로 흉내내지 못하는 등 구강얼굴실행증 buccofacial apraxia 을 보인다.

읽기장애와 쓰기장애도 관찰되는데 읽을 때 유창성이 많이 떨어지고 음소를 부적절하게 바꾸어 읽는 음소착독증 phonemic paralexia 을 보인다. 쓸 때는 철자법이 틀려 '날씨가 좋다'를 '날씨가 좃차'로, '괜찮습니다'를 '휜치니다' 등으로 잘못 쓴다. 쓰기에서도 문법적 어휘 사용의 오류를 보인다. 이에 반해 적어도 자전거, 방망이 등 단어 수준에서 그 단어가 무슨 의미인지, 어떠한 용도로 사용되는지 등을 이해하는 데는 장애가 없다.

초기에 언어증상 외에 가장 흔히 동반되는 증상은 사지운동실행증 limb-kinetic apraxia과 계산불능증acalculia이다. 관념운동실행증 ideomotor apraxia도 관찰되는데 좌측 두정-전두엽 네트워크의 손상에 의한 것으로 추정된다.

(4) 운동신경원질환이 동반된 전두측두엽치매 FTD-MND

전두측두엽치매 환자의 15%는 운동신경원질환 루게릭병이 동반되거나 함께 진행한다. 운동신경원 질환은 전두측두엽치매의 아형 중 행동변이형 전두측두엽치매에 가장 흔히 동반되고, 의미치매와 진행성비유창실어증에 함께 발현된 경우는 드물다. 하지만 전두측두엽치매 환자의 반수 및 모든 운동신경원질환 환자의 뇌에서 TDP-43를 가진 신경포함체가 관찰되는 점으로 보아 TDP-43을 두 질환의 병인론적 원인 단백질로 추정한다. 전두측두엽치매의 약 10%에서 운동신경원질환이 동반된다고 알려져 있었으나, 최근 연구 결과를 보면 행동변이형 전두측두엽치매 환자의 38%에서 운동신경원질환이 동반되고, 발병연령은 45-65세 사이였다. 운동신경원질환이 동반된 환자의 유병기간은 1년에서 3년으로, 동반되지 않은 환자에 비해 빠르게 진행하는 것으로 알려져 있다.

주로 나타나는 이상행동증상은 탈억제이다. 그 외 무관심, 무감동, 게을러짐, 배회 행동, 말이나 행동의 반복, 부적절한 감정표현, 판단력 저하, 의심, 하찮은 물건을 모으고 집착함, 공격성 등이 나타나는데, 이는 행동변이형 전두측두엽치매의 초기증상과 비슷하다. 이상행동증이 나타난 후에 운동신경원질환의 증상인 구음장애 및 삼킴장애 등 연수마비와 양측 팔다리의 대칭적 근력저하가 관찰된다. 연수마비 증상이 사지근력 저하에 선행하는 경우가 많다.

(5) 전두측두엽치매의 치료

전두측두엽치매의 경과를 변화시킬 수 있는 치료방법은 없다. 치료목표는 특수한 증상에 초점화된 치료를 하면서 삶의 질을 향상시키는

제 4장
루이소체치매

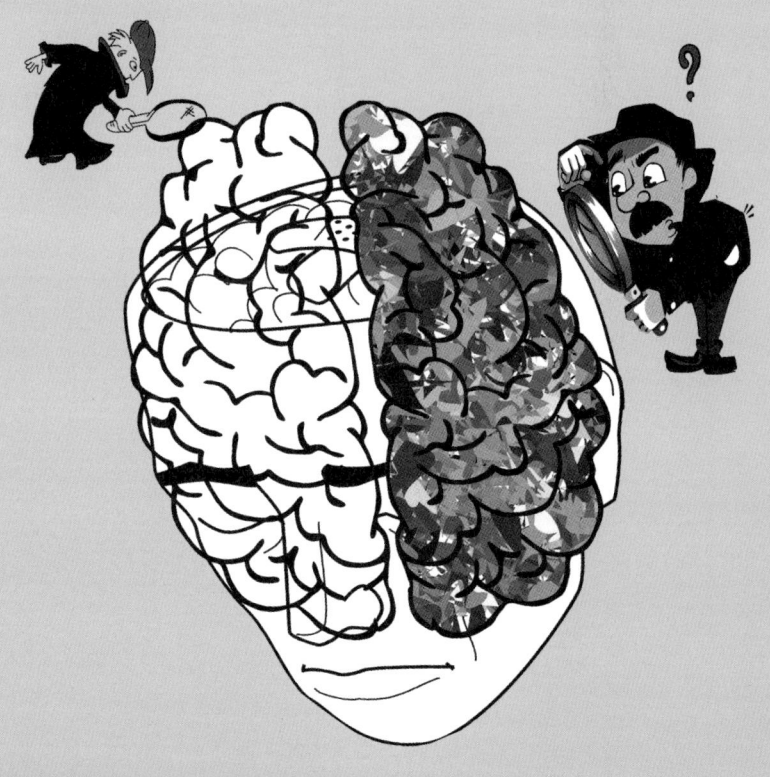

제9장 루이소체치매

　루이소체치매 Dementia with Lewy Bodies 는 알츠하이머병 다음으로 흔한 퇴행성치매로 전체 치매의 15-25%를 차지한다. 루이소체는 둥근 모양의 호산성 세포질내 포함체로 1912년 루이 Lewy 가 파킨슨병 환자의 흑질에서 처음으로 관찰했다. 이후 1978년 코사카 Kosaka 가 루이소체치매란 진단명을 처음으로 사용했다.

　주요 증상은 첫째, 각성과 주의력 등 인지기능의 변동 fluctuation , 둘째, 파킨슨 증상과 추체외로 증상, 셋째, 반복되는 환시 등이다. 그 외에도 신경이완제에 대한 과감수성, 반복되는 졸도, 일시적 의식 소실, 망상, 우울증, 수면장애 등이 동반될 수 있다. 루이소체치매에서는 일화기억 episodic memory 은 비교적 유지되지만 시공간 구성능력장애는 알츠하이머병보다 심하다. 그러나 루이소체 치매의 가장 현저한 초기 인지기능장애는 주의력장애이다. 또한 대화나 검사 도중에 관계없는 물체의 이름을 혼입시키는 간섭 현상 intrusion 이 관찰된다.

(1) 핵심 증상

① 인지기능의 변동

흔히 나타나는 증상으로 초기에는 가끔 인지기능장애가 나타나고 이어서 정상적인 수행능력을 보인다. 인지기능장애는 수분에서 수주 간 지속될 수 있다. 이 시기가 지나면 잠든 것처럼 보이거나, 주위를 인식하지 않는 것처럼 보인다. 허공을 응시하고 반응이 느리며 의식이 혼탁한 상태에서 걷기도 한다. 주의력과 명료함이 심하게 변동 fluctuation 을 보이는 것이다. 따라서 인지기능의 변동, 특히 주의력의 변동을 확인하는 것이 진단에 매우 중요하다.

② 환시

선명한 환시 visual hallucination 가 나타난다. 내용은 사람이나 동물이 집에 들어오거나 벽과 천장에 보이는 등 아주 생생하며, 알츠하이머병 환자에서보다 지속적이다. 즐거움, 공포 등 정서적 반응을 일으키는 환자가 있는가 하면 무관심한 환자도 있다. 환시를 보이는 경우 인지기능 저하가 2-3배 빠르게 진행할 수 있다.

③ 파킨슨증의 자발운동양상

루이소체치매 환자는 서동, 경축, 구부러진 자세, 다리를 끌면서 걷기 등 경한 파킨슨 증상 spontaneous motor features of Parkinsonism을 보일 수 있다. 인지장애와 운동 증상의 시작은 어느 쪽이 먼저인지 확실치 않은 경우가 많고, 따라서 파킨슨병치매인지 루이소체치매인지 결정하기 어려운 경우가 많다. 진단 기준에 의하면 "1년 원칙"을 적용하여, 인지장애가 나타나기 전에 적어도 1년 전부터 운동 증상이 있었으면 파킨슨병치매, 1년 미만인 경우에는 루이소체치매로 간주한다.

④ 신경이완제에 대한 감수성

일부 루이소체치매 환자는 신경이완제에 대한 감수성 neuroleptic sensitivity이 높아 혼수, 파킨슨 증상 및 기면증 hypnolepsy을 보인다. 신경이완제 사용 시 주의해야 한다.

(2) 치료

① 콜린분해효소억제제

알츠하이머병 치료제인 콜린분해효소억제제로 도네페질, 리바스티그민, 갈란타민이 있다. 이 약제들은 루이소체치매의 행동심리 증상의 치료와 인지기능 개선에도 사용할 수 있다. 리바스티그민은 무감동, 불안증, 환각 및 망상 증상을 30% 개선시켰고, 주의력과 기억력 등 인지기능도 호전시켰다. 도네페질 사용 후에는 MMSE 검사에서 4점의 개선을 보였고, 환각, 초조가 호전되었다.

② 루이소체치매의 운동장애치료

루이소체치매에서는 파킨슨병 증상이 흔히 나타나므로 이에 대한 치료가 중요하다. 항파킨슨약을 사용할 때 두 가지 문제점이 있다. 첫 번째는 운동장애 증상을 우선 치료해야 할지, 두 번째는 혼수와 행동심리 증상이 악화될 때 항파킨슨약을 중지할지, 감량할지 결정하는 것이다.

보통 항파킨슨약을 사용하고 있으면 가장 낮은 용량의 레보도파 요법을 택한다. 여러 가지 항파킨슨약제를 사용하는 경우에는 한 가지씩 서서히 감량하고 환자가 수용할 수 있는 가장 낮은 한계에 도달했을 때 유지한다. 루이소체치매에서는 보통 파킨슨병의 안정기 수지 떨림보다 간대성근경련이 더 흔하고, 인지기능 장애가 운동장애보다 먼저 시작된다. 레보도파의 정신증적 효과를 고려해 망상이나 환각을 보이는 환자에서는 도파민계 약물 사용을 신중히 고려해야 한다.

③ 항정신성약물

루이소체치매는 환각이나 섬망 등을 나타내므로 흔히 이에 대한 약물치료를 필요로 하지만 신경이완제에 대한 감수성이 높아 약제 사용 시 특별한 주의를 요한다. 만일 감수성으로 인해 증상이 악화된 경우 치료가 매우 어려울 수 있고, 사망률은 3배 이상 증가한다. 감수성 반응은 약제의 용량과 무관하고, 대다수 환자에서 전형적 신경이완제(typical neuroleptics) 복용 시 나타난다. 최근 사용되는 비전형 항정신병약물 쿠에티아핀, 클로자핀, 올란자핀, 리스페리돈도 추체외로증상의 발현은 감소하지만 감수성 반응이 있을 수 있다.

제 1장
파킨슨병 치매

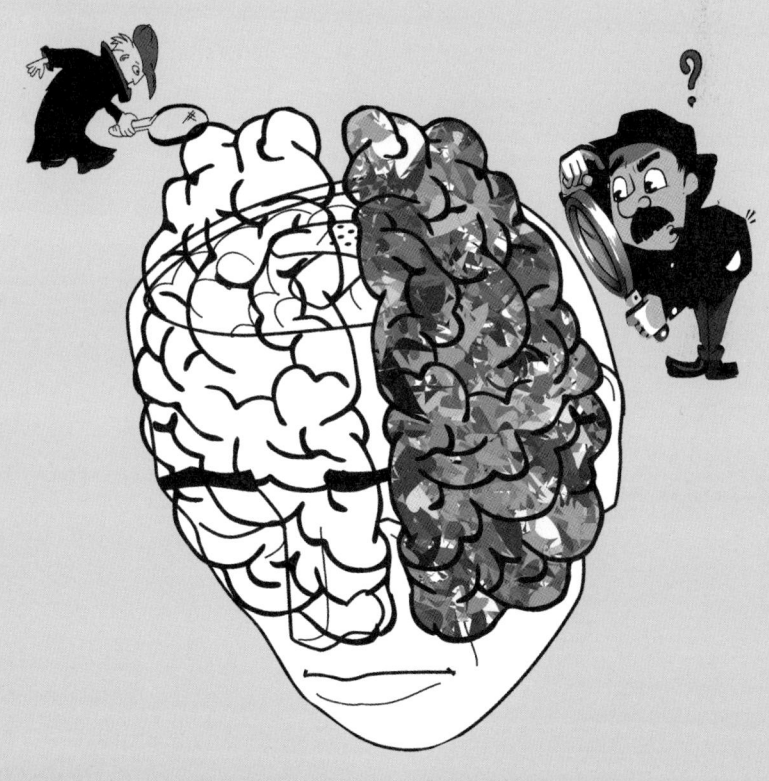

제10장 파킨슨병 치매 Parkinson's Disease Dementia

　파킨슨병은 노인에서 알츠하이머병 다음으로 흔한 신경퇴행성 질환이다. 임상적으로 떨림증, 근육의 경직, 운동완만 및 자세불안정 등 운동장애가 주증상이나 자율신경계 및 감각장애, 그리고 치매 등 다양한 인지기능 장애도 관찰된다. 최근에는 비운동 증상의 중요성이 점차 커져가고 있다.

　파킨슨병의 초기에는 치매가 잘 나타나지 않으나 신경 심리검사를 해보면 질환 초기에도 인지기능의 장애가 흔하다. 이러한 상태를 파킨슨병에서의 경도인지장애라고도 한다.

　파킨슨병치매 환자에서 전형적인 증상은 수행기능 장애다. 그 외에도 주의집중능력과 기억력, 시공간능력과 언어기능 등 다양한 형태의 인지기능 장애와 감정변화 및 이상행동 증상이 관찰된다.

(1) 주의집중능력과 기억력

주의집중능력 장애는 인지반응 시간 및 각성 검사에서 뚜렷한 수행 저하로 나타난다. 루이소체치매에서 흔히 나타나는 주의집중능력의 변동이 파킨슨병치매에서도 나타날 수 있다. 파킨슨병치매 환자는 알츠하이머병 환자처럼 새로운 정보의 학습능력 결여로 인한 기억 장애보다는 주로 저장된 정보에 접근하고 인출하는 능력의 장애를 보인다. 정보를 저장하는 능력보다는 기억의 표지에 접근하는 데 장애를 보이는 형태라 할 수 있고, 내재적인 신호를 탐색하는 데 어려움이 있어 언어 유창성이나 기억 인출에 문제가 생기는 것이다.

(2) 수행기능

수행기능이란 목표를 세우고 그것을 효과적으로 수행해 가는 능력을 지칭한다. 파킨슨병 치매 환자는 수행기능의 손상으로 인해 개념을 정립하고, 규칙을 발견하고, 문제를 해결하고, 계획을 수립하며, 상태 변화에 적응하는 능력이 부족하다. 외부에서 단서가 주어지면 수행을 잘 하지만, 스스로 단서를 찾아내야 하는 경우에는 일을 수행하는 데 많은 어려움을 겪는다.

(3) 시공간능력과 언어능력

시공간능력 장애는 파킨슨병치매 환자의 특징으로 치매 단계가 비슷한 알츠하이머병 환자에 비해 장애 정도가 심하다. 시감각 능력과 시각 재인 항목을 제외한 시공간 분석과 방향 감각을 보는 검사 항목에서 심한 장애가 관찰된다. 언어능력과 실행능력은 알츠하이머병 환자에 비해 비교적 보존된다.

(4) 파킨슨병 병리 연구

파킨슨병의 주된 병리소견은 루이소체이고 그 주성분은 알파-시누클레인 α-synuclein 이다. 브라크 Braak 는 운동증상이 나타나기 전부터 하부 뇌간과 후각망울 olfactory bulb 등에 루이소체가 침착되기 시작하여 상부로 퍼져나가고, 질환이 상당히 진행되면 뇌의 피질부와 변연계에도 침착이 되어 치매가 발생한다고 주장했다.
이러한 가설은 파킨슨병 말기에 치매가 잘 생기는 이유를 설명할 수 있다.

그러나 최근 루이소체가 항상 그런 순서로 뇌에 침착되는 것은 아니라는 의견이 제기됨으로써 향후 더 많은 환자들을 대상으로 체계화된 병리연구가 필요하리라 생각된다.

루이소체와 더불어 공존하는 알츠하이머형 병리 소견이 파킨슨병에서 치매를 유발하는 데 기여할 것이라는 연구도 끊임없이 나오고 있다.

신경전달물질의 변화도 인지기능장애의 중요한 요인으로 알려져 있다. 아세틸콜린 기능 감소는 알츠하이머병보다 파킨슨병치매에서 더욱 심하고, 질병 초기부터 감소된다는 보고도 있어 파킨슨병의 초기에 나타나는 인지기능의 장애를 설명하는 데 도움을 준다.

파킨슨병치매에서 레보도파를 비롯한 도파민 약제들은 각성을 증가시키고 도파민성 신경전 달에 의한 정보처리 과정과 작업기억 등에 일부 유용한 효과를 보인다는 보고가 있으나, 극히 제한적이다.

오히려 치매 환자에서 혼돈상태나 정신증적 증상을 야기할 수 있기 때문에 레보도파 이외의 약제는 사용에 주의를 요한다.

제 11장
기타 치매

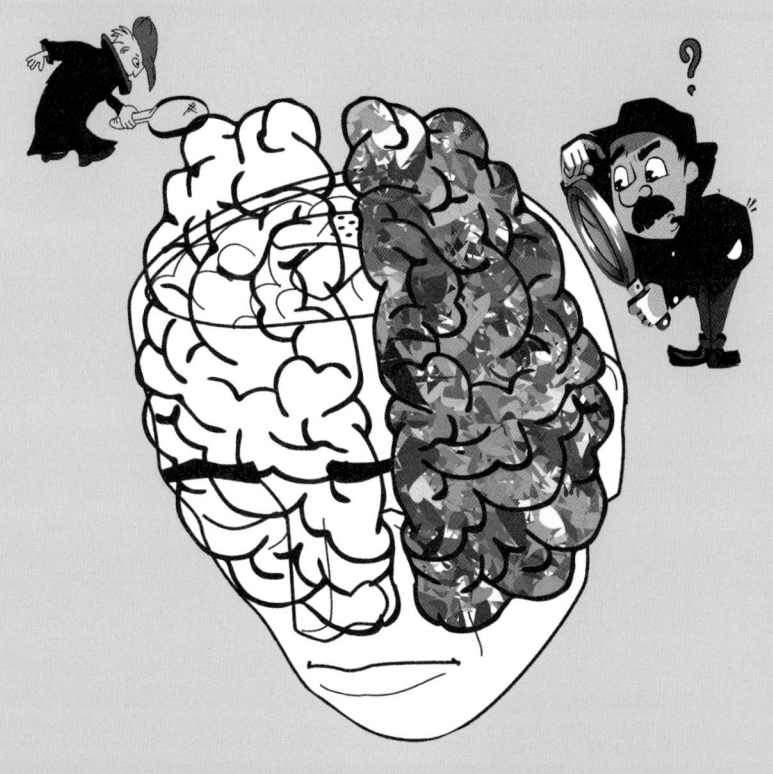

(5) 파킨슨병치매 치료

파킨슨병치매에서 인지기능을 개선시키기 위해서는 콜린분해효소 억제제를 이용한다. 대표적으로 리바스티그민을 이용한 연구에서 파킨슨병치매 환자의 인지기능이 향상되었다.

파킨슨병치매에서 환각이나 망상과 같은 정신증적 증상이 나타난다면 우선 약물 부작용을 먼저 생각하고 레보도파를 제외한 약물들을 차례로 줄이거나 끊어 보아야 한다. 그래도 증상의 변화가 없으면 비전형적 신경이완제를 투여해 본다.

제11장 기타 치매

(1) 진행핵상마비

진행핵상마비 progressive supranuclear palsy 는 발병 초기부터 뒤로 넘어짐을 동반하는 보행장애, 목의 근긴장 이상을 포함한 체간 경직, 안면 강직, 핵상주시마비 등이 특징이다. 기억장애가 나타날 수 있는데 주로 재인기억 recognition memory 이 회상 recall 보다 더 손상된다. 드물게 전두엽 수행능력의 이상, 실어증, 실행증 등 전두측두엽치매, 진행성언어장애, 피질기질핵성변성 등을 시사하는 증상들이 초기부터 나타날 수 있다.

(2) 피질기저핵증후군과 피질기저핵변성

피질기저핵변성 corticobasal degeneration 의 주증상은 비대칭성 경축

rigidity과 실행증apraxia 이다. 이와 함께 피질기능이상 통제불능 손 현상 alien limb phenomenon, 피질성 감각소실cortical sensory loss, 근간대경myoclonus과 기저핵기능이상 사지 근육긴장이상 limb dystonia, 운동완만bradykinesia, 진전 tremor이 나타난다. 발병 시 임상 소견이 좌우 비대칭으로 나타나는 것은 다른 신경 퇴행성 질환과 구별되는 가장 큰 특징이다. 팔에서 전형적인 경직, 근육긴장이상 자세가 나타나는데, 어깨의 신전extension, 팔꿈치나 손목의 굴곡flexion, 갈퀴 손claw hand 등이 흔히 볼 수 있는 소견들이다.

피질기저핵변성의 실행증은 주로 관념운동실행증ideomotor apraxia 으로 발병 초기부터 관찰된다. 관념운동실행증이 심해지면 검사자의 간단한 손가락 모양도 따라하지 못한다. 드물게 손가락 모양을 따라할 때 환자의 손이 검사자의 손에 달라붙는 현상을 볼 수 있다.

국소적 간대성근경련은 주로 한쪽 팔을 침범하는데 안정 시에도 존재하고, 수의적 운동이나 감각 자극에 의해 유발된다. 환자들은 팔이 불수의적으로 움직이므로, 때때로 반대편 팔로 움직임을 방해하거나 심지어 잡으려고 하며, '제멋대로 움직인다', '내가 원하는 동작을 하지 않으려고 한다', '내 팔이 아닌 것 같다'라고 표현한다.

① 신경심리증상

피질기저핵변성에서 나타나는 인지장애는 침범된 피질 영역과 관련이 있다. 즉, 주로 침범되는 전두엽 및 두정엽과 관련된 인지장애가 나타나는데, 집중력 장애, 수행장애 증후군 dysexecutive syndrome, 언어 유창성 verbal fluency 및 이름대기 confrontation naming 의 장애, 실행증, 그리고 시공간능력의 장애 등이다.

(3) 다계통위축증

① 임상적 특징

다계통위축증 multiple system atrophy 은 줄무늬체흑질변성 striatonigral degeneration, 올리브다리소뇌위축 olivopontocerebellar atrophy, 샤이-드래거 증후군 Shy-Drager syndrome 등 세 가지 증후군으로 구성된다.

줄무늬체흑질변성은 레보도파에 잘 반응하지 않는 운동완만과 경축, 초기에 발생하는 자율신경계증상이 특징이다. 올리브다리소뇌위축은 초기에 파킨슨 증상은 심하지 않고 소뇌실조 증상이 두드러지지만, 후기에는 안구운동, 구음, 삼킴, 운동신경원성 질환이 동반된다. 샤

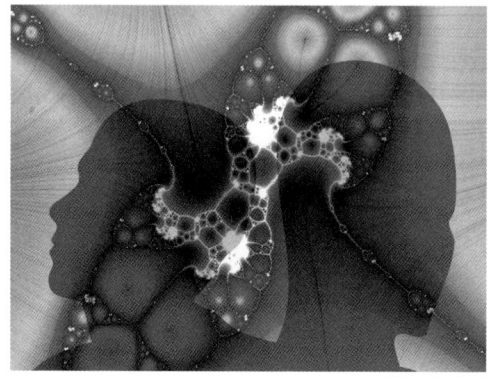

이-드래거증후군은 두드러진 자율신경계 증상을 동반한 파킨슨 증상을 보이는 병이다.

따라서, 다계통위축증은 자율신경계 이상, 레보도파에 잘 반응하지 않는 파킨슨 증상, 소뇌실조증, 추체로의 이상 등의 다양한 조합을 특징으로 한다. 자율신경계 이상 증상으로는 변비, 배뇨장애, 누웠다 일어날 때 어지럼증 및 혈압강하, 발기부전, 열감, 발한장애 등이 있는데, 가장 흔한 증상은 배뇨장애[83%]와 기립성 저혈압[75%]이다. 파킨슨 증상의 초기에 자율신경계 증상이 두드러지면 다계통위축증을 먼저 생각해야 한다.

② 신경심리학적 특징

과거에는 다계통위축증에서 인지기능이 질환 말기까지 비교적 잘 보존되고, 초기에 치매 증상이 나타나는 경우는 드물다고 알려졌다. 하지만 최근에는 심하지 않은 인지장애, 진행성 언어장애, 전두엽 실행장애 등이 나타날 수 있다고 보고된다.

⑷ 17번 염색체와 연관된 파킨슨 증후군을 동반한 전두측두엽치매

17번 염색체와 연관된 파킨슨 증후군을 동반한 전두측두엽치매 FTDP-17는 보통 염색체 우성질환으로 유전되는 전두측두엽치매 또는 파킨슨 증후군을 보이면서 17번 염색체에 유전적 이상이 있는 질환이다. 17번 염색체에는 타우와 관련된 유전자가 존재하는데, 지난 몇 년간 여러 가계에서 타우 유전자의 다양한 돌연변이가 확인되었다.

타우 단백질은 다양한 연구를 통해 신경 퇴행성 질환에서 중요한 역할을 할 것이라고 여겨진다. 가계 내 돌연변이로 인한 질환 외에 타우의 변형으로 인한 질환들도 확인되었다. 주로 수행장애 증후군, 성격변화 및 이상행동이 특징적으로 나타나고, 실어증과 파킨슨 증후군이 흔히 동반된다. 환자는 이상행동, 인지장애 등을 흔히 나타내며 기억장애, 사지 행위상실증, 파킨슨 증후군, 그리고 시공간장애 등도 나타날 수 있다.

제 12장
수두증치매

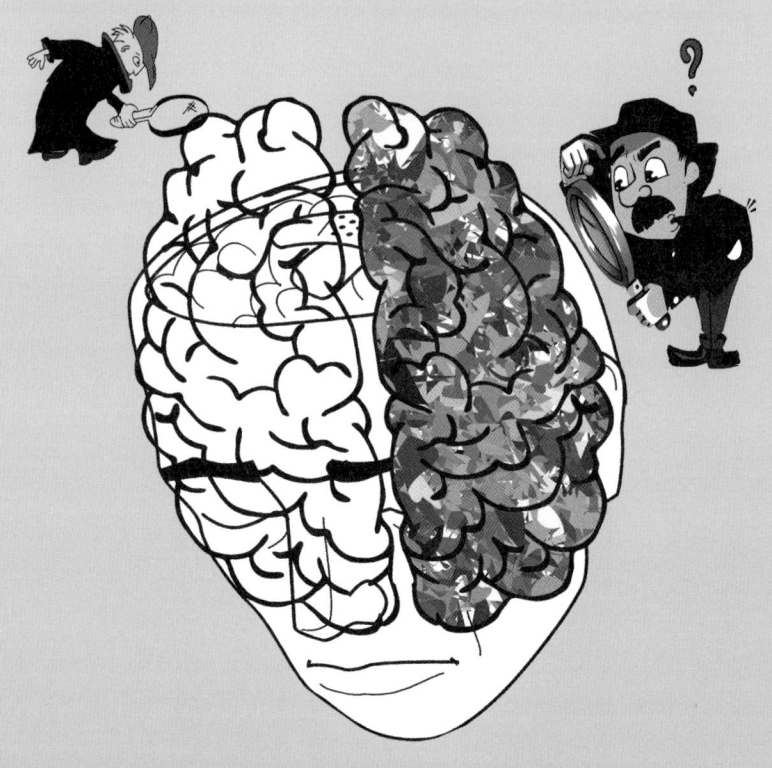

제12장 수두증치매

수두증 hydrocephalus 은 뇌척수액의 순환통로가 막히거나, 생산과 흡수의 불균형으로 인하여 뇌실이나 두개강내에 뇌척수액이 과잉 축적되어 뇌실 또는 머리가 확장된 상태를 말한다.

(1) 뇌척수액의 생성

뇌척수액은 거미막 arachnoid 과 뇌 및 척수 사이의 공간에 흐르는 투명한 조직액이다. 성인 뇌 척수액의 총량은 140mL 정도이고, 이 중 25mL 정도가 뇌실 내에 존재한다. 뇌척수액은 80-90%가 맥락얼기 choroid plexus 에서 생성되고 10-20%는 뇌실질이나 연수막 leptomeninges 의 간질액에서 생성된다. 맥락얼기에서 만들어진 뇌척수액은 거미막 밑공간을 통해 뇌실 내로 분비되는데, 이때 에너지원으로 ATP가 사용된다. 따라서 소디움-포타슘 이온교환펌프 억제제를 사용하면 뇌척수액의 생성이 저하된다.

(2) 뇌척수액의 기능 및 뇌압상승

뇌척수액의 기능은 첫째, 물리적 기능으로 뇌와 척수를 보호하고, 불필요한 신경계의 대사산물을 제거한다. 둘째, 화학적 기능으로 혈액 성분의 변동에 관계없이 뇌세포 내 체액 성분을 안정된 범위 내에서 유지해준다. 정상인의 뇌는 뇌조직, 혈액, 뇌척수액 세 가지가 딱딱한 두개골이라는 한정된 공간에서 역동적 평형을 이룬다. 셋 중 어느 한 가지의 용적이 증가하면 뇌압을 일정하게 유지하기 위한 보상작용으로 탄성, 즉 나머지 두 가지 구성성분의 감소가 일어난다. 보상작용에도 불구하고 문제가 되는 내용물의 용적 증가가 멈추지 않는다면 탄성기전이 깨지면서 뇌압이 상승한다. 뇌척수액의 압력은 측정부위와 자세에 따라 다른데, 통상 요추천자 시 옆으로 웅크리고 누운 자세에서는 50-180mmH2O이다.

(3) 정상압 수두증

1965년 아담스^{Adams}와 하킴^{Hakim}이 성인에서 뇌실의 확장, 뇌겉질의 경미한 위축, 정신지체, 보행장애, 배뇨장애 등을 보이나 요추천자에서 뇌척수액 압력이 정상이며 유두부종이 없는 비진행성의 안정된 수두증을 처음 보고했다. 정상압수두증은 뇌외상, 수막염, 거미막밑출혈 후 거미막과립이 변성되어 뇌척수액 흡수 능력이 저하되고 기저수조나 거미막밑 수액순환통로가 폐쇄되어 발생하는 것으로 추정된다.

① 보행장애

초기에는 보폭이 좁아지고 평지보다 계단이나 산을 오르내릴 때 불편감을 호소하여 노인에서 흔히 보이는 보행과 유사하다. 때로 파킨슨병의 보행장애와 유사하게 구부정한 자세와 짧은 보폭을 보이고, 일부에서는 갑자기 쓰러져 자율신경계 이상처럼 보이기도 한다. 일반적으로 정상압수두증은 파킨슨병에 비해 외부의 자극 external cue 에 더 잘 반응하여 걸으며, 상지의 경축이 하지에 비해 미약한 경우가 많아 팔 흔듦 arm swing 이 비교적 보존된다. 떨림과 경축이 파킨슨병에 비해 심하지 않다고는 하나 감별하기 어려운 경우도 많다.

보행장애의 기전으로는 대뇌겉질에서 하지로 향하는 운동섬유가 측뇌실 옆을 감아 도는 경로가 압박을 받아 발생한다는 견해와 동반된 전두엽 기능장애의 한 증상이라는 견해가 있다. 결론적으로 보행장애는 보행속도의 감소, 보폭의 저하와 발 들기의 감소, 보행의 동적 불균형으로 요약할 수 있다.

② 배뇨장애

소변문제는 보통 보행장애에 뒤이어 나타난다. 요류역동검사 소견에 의하면 초기에는 배뇨근의 과다반사 및 불안전성에 의한 빈뇨, 절박뇨가 나타나고 괄약근의 조절에는 큰 이상이 없다. 심해지면 요실금이 생기고, 질병 말기에는 변실금으로 진행된다. 뇌실 주변을 지나는 겉질척수로의 천골신경섬유가 압박 변성되어 방광근 수축 억제 기능이 소실되고, 수두증이 진행되며 소뇌시상소엽 근처에 있는 소변, 대변 조절중추가 압박되어 기능이상이 초래되는 것으로 생각된다.

③ 인지기능장애

인지기능저하 또는 치매가 초기 증상으로 나타나기는 드물다. 대개 보행장애와 배뇨장애에 이어 나타나며 중증도는 경도에서 중증까지 다양하다. 그러나 수두증이 점차 진행되면서 피질하혈관성치매 환자에서 관찰되는 전두엽 기억상실 양상 frontal-amnestic pattern 의 인지기능저하와 유사하게 전두엽 기능장애가 두드러지고 상대적으로 기억장애는 경미하다. 정상압수두증 환자에서 동반되는 전두엽 기능장애는 전반적으로 반응이 느려지고 자발성 및 집중력이 떨어지며 심하면 무감동 apathy을 보인다.

신경학적 검사에서는 보속증, 움켜잡기반사, 턱반사등의 여러 가지 전두엽 유리징후가 나타날 수 있다. 증상은 기복이 있으며 초조, 우울증, 망상, 불안, 환각, 폭력, 자기파괴적 행동 등 정신증상과 동반되기도 한다. 질병이 진행하면 기억력, 전두엽 기능뿐 아니라 언어 능력, 시공간능력이 모두 저하된다. 정상압수두증에서 나타나는 인지기능 장애는 확장된 뇌실에 의해 전두엽 및 변연계의 일부가 압박을 받아 이차적으로 뇌혈류가 감소하기 때문이다.

④ 요추천자

임상에서 가장 흔히 사용하는 방법으로 요추천자 검사 tap test가 있다. 뇌척수액을 30-50 mL 정도 배액한 후 걸음걸이를 비롯한 인지기능, 요실금 등 증상의 호전 여부를 관찰하는 것이다. 걸음걸이 및 다른 증상이 호전된다면 정상압수두증으로 진단할 수 있다. 시술 전후 비디오촬영이나 신경심리검사 등을 시행하여 호전 여부를 비교해야 한다. 보행은 시술 수 시간 이후부터 수일간 호전될 수 있으나 요실금이나 인지기능장애는 변화가 드물다.

⑤ 약물치료

약물치료는 삼투성 이뇨제를 사용하여 뇌압을 낮추거나 소디움-포타슘 이온교환펌프를 억제하는 아세타졸아마이드 acetazolamide 를 사용하여 뇌척수액의 생성을 저하시킨다. 수술을 할 수 없는 상황에서 반복적인 요추천자로 증상 완화를 도모하는 것은 장기적인 치료전략으로 추천되지 않는다. 정상압수두증의 근본적인 치료는 션트 shunt 수술이다.

⑥ 션트수술 및 예후

정상압수두증은 뇌실복강션트 ventrculoperitoneal shunt, VP shunt 혹은 뇌실심방션트 ventrculoatrial shunt, VA shunt 로 증상의 호전을 기대할 수 있다. 션트에 좋은 효과를 보일 환자군을 선택하는 것이 매우 중요한데 일반적으로 뇌위축이 적은 경우, 전두각이 크고 둥글며 에반스 Evans 비가 40-50% 정도일 때, 뇌척수액의 압력이 높을 때, 24시간 뇌실내압을 측정하여 압력이 올라가는 B파가 전체 뇌척수액 파의 50% 이상일 때, MRI 영상에서 뇌척수액 속도 증가를 나타내는 뇌수도관의 흐름공백 신호가 관찰될 때 등이다. 임상적으로는 정상압수두증 증상이 36개월 이내이며 특징적인 세 가지 증상이 모두 나타난 것이 6개월 미만일 경우, 보행장애가 첫 증상일 경우, 정상압수두증의 원인이 명확할 경우, 뇌척수액 제거 후에 증상 개선이 현저한 경우에 좋은 수술 효과를 기대할 수 있다.

수술 후 반응 및 평가가 중요하다. 증상 개선은 수 주 걸리며 보통 걸음걸이, 정신기능, 소변 증상 순으로 개선되나 개인차가 크고, 효과가 있더라도 일시적일 수 있다. 약 50% 정도에서 효과를 보이며, 세 가지 특징적인 증후가 모두 존재하고 원인이 명확한 경우에 효과가 좋다. 인지기능은 다른 증상에 비해 개선효과가 적고, 수술 후 6-12개월에 걸쳐 서서히 좋아지는 경우도 있어 다른 기능에 비해 장기간 추적 관찰해야 한다.

Q8. 치매 증상을 일으키는 다양한 질환의 MRI 사진

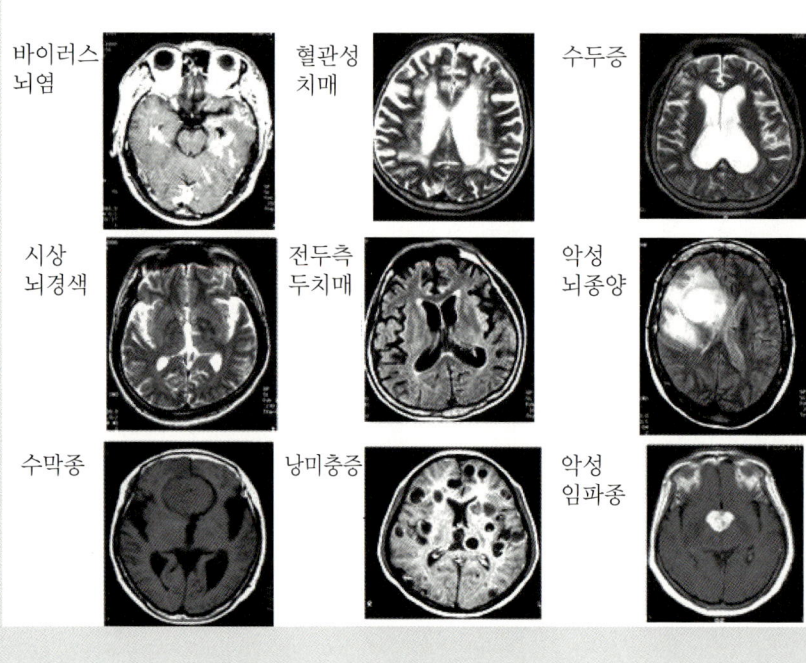

제13장 알코올성 치매

알코올성 치매 alcohol-related dementia 는 알코올 남용에 의해 발생하는 기질적 뇌증후군으로 심한 인지장애, 즉 수행기능장애, 감정조절 부족, 기억력 장애를 초래한다. 만성적으로 알코올을 과량 섭취하면 직접 혹은 간접적인 신경독성 작용을 통해 중추신경계에 영향을 주어 치매를 비롯한 다양한 인지장애를 유발한다.

알코올 섭취 환자의 약 50-80%는 증상의 차이는 있으나 어느 정도 인지기능에 손상이 있는 것으로 추정된다. 모든 노인성 치매 환자의 21-24%가 알코올과 연관이 있고, 노인 알코올 의존 환자의 약 23%에서 치매가 동반된다.

표준 잔 standard drink 으로 하루 1-3잔 이하의 소량 알코올 섭취는 인지기능 저하를 예방할 수 있고, 경우에 따라 노인성 치매 및 혈관성치매의 발병 위험을 감소시키며, 경도 인지장애 환자에서는 일일 1 표준잔 이하의 음주가 치매로의 진행을 억제한다는 보고도 있다. 하지만 하루 음주량이 일정 수준을 넘어서면 알코올의 부정적인 측면이 두드러진다. 일주일에 14 표준잔 이상 음주하는 사람의 치매 발생 위험도는 대조군에 비해 1.2배 이상 높고, 주기적으로 음주하는 사람은 그렇지 않은 사람에 비해 혈관성치매 발생 위험이 2.3배 이상 높다.

실제로 알코올 성분 자체가 치매를 야기할 만큼 뇌손상을 일으킬 수 있는지는 불확실하지만, 만성 알코올 의존환자 대부분은 부분적인 뇌 손상과 인지기능 저하를 보인다. 특히 건망증, 정신운동지연, 우원증, 고집증, 주의력 저하, 지남력 장애 등이 흔히 관찰된다. 알코올의 신경독성은 뇌의 전 영역에 영향을 주는 것으로 알려져 있다.

알코올 관련 치매 환자에서 신경심리검사를 시행한 결과, 언어적 기억과 수행 기능 장애가 확인되었다. 컴퓨터 단층촬영^{CT} 상 대부분의 만성 알코올 의존환자에서 측뇌실의 확장과 피질고랑의 확대가 관찰되었다. CT로 식별되는 뇌위축은 환자의 나이와 연관이 있으나, 인지장애의 정도와는 무관했다. 알코올 섭취를 중단하면 이런 소견은 회복되는 양상을 보였다. 치매 증상을 보이는 60세 이상의 알코올 중독자에서는 뇌파의 이상이 자주 관찰되는데, 이 연령대에서는 CT에서 보이는 뇌위축 소견보다 뇌파에서의 서파가 더 흔히 나타난다. 양전자방출단층촬영^{PET}을 이용한 포도당 대사 측정에서도 유의한 포도당대사 감소를 보였다. 부검 연구에 의하면 뇌피질은 경도로 위축되는 반면, 뇌백색질의 위축이 심하게 관찰되었는데, 이는 알코올이 주로 수초myelin에 영향을 미침음 시사한다. 다른 치매와 달리, 알코올성 치매는 금주 시 신경심리학적 기능의 부분적 회복이 가능하다.

(1) 베르니케-코르사코프 증후군 Wernicke-Korsakoff Syndrome

베르니케뇌병증 Wernicke encephalopathy은 급성으로 발병하고 눈근육마비와 눈떨림 등 안구운동 이상과 혼돈, 보행실조등 세징후triad를 보인다. 만성 알코올 의존환자에서 자주 보지만, 알코올 의존에 동반되는 티아민thiamine, 비타민 B1 부족이 근본 원인이다.

티아민 요구량이 급격히 증가하는 경우에 잘 생기므로 영양결핍상태인 알코올중독 환자에게 포도당을 함유한 수액을 주사하면 촉발되기도 한다. 포도당대사의 보조인자인 티아민이 갑자기 대량으로 필요하여 급격한 티아민 부족상태에 빠지기 때문이다. 심한 경우에는 의식이 저하되어, 때로 생명을 위협하는 혼수에 이르거나 울혈성 심부전으로 사망하기도 한다.

하지만 베르니케뇌병증은 주요장애가 단기기억의 장애이므로 기억상실로 분류하는 것이 더 타당할 것이다. 급성기에 티아민을 투여하면 눈근육마비는 수분에서 수 시간 내에 회복되고 나머지 증상도 수일에 걸쳐 점차 회복되며, 혼돈상태가 호전되면서 기억장애가 두드러진다. 기억장애는 새로운 사실을 학습하지 못하는 선행기억상실과 베르니케-코르사코프 증후군 발생 이전 정보의 회상 recall 에 장애가 있는 역행기억상실이 모두 나타난다. 코르사코프 증후군에서는 새로 접하는 언어적 정보에 대한 회상과 재인이 모두 장애를 보이지만 운동기억은 비교적 보존되고, 오래된 정보에 대한 회상은 최근 지식에 대한 회상보다 장애가 가볍다. 기억장애가 심하게 나타나지만 환자 자신은 기억장애에 대해 큰 관심이 없는 경우가 많다. 병리학적으로 가장 두드러진 변화는 제3뇌실 및 제4뇌실과 수도관을 둘러싸는 회색질, 유두체, 뒤안쪽 시상에서 신경세포의 소실, 신경아교증, 중등도의 혈관증식 등이다.

대부분의 베르니케-코르사코프 증후군은 만성 알코올 의존환자에서 발생하지만, 영양결핍과 위장관의 흡수장애 증후군등 다른 원인으로도 올 수 있다. 일단 발병하면 기억장애는 티아민을 투여해도 호전되지 않지만, 악화와 재발을 막기 위해 티아민 투여는 꼭 필요하다.

제 14장
크로이츠펠츠 야콥병

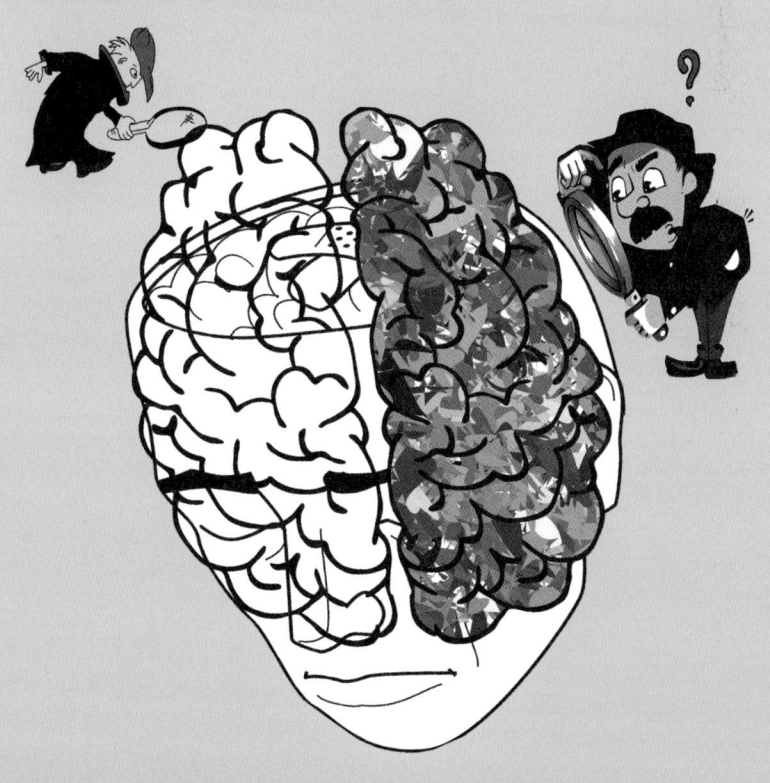

제14장 크로이츠 펠츠 야콥병

사람의 대표적인 프리온 질환인 크로이츠 펠츠 야콥병 Creutzfeldt-Jakob disease, CJD 은 독일 신경과 의사인 크로이츠펠트와 야콥이 1920년대에 처음으로 발견했다. 전 세계적으로 매년 평균 100만 명당 0.5-1.5명 정도로 발병한다.

모든 발병례 중 85%는 원인이 밝혀지지 않은 산발 크로이츠 펠츠 야콥병 sporadic CJD, sCJD 이다. 가족 크로이츠 펠츠 야콥병 familial CJD, fCJD 은 전체의 10-15%를 차지하며 프리온 단백을 코딩하는 유전자 PRNP에 특이적 돌연변이를 가진다. 의인 크로이츠 펠츠 야콥병 iatrogenic CJD, iCJD 은 전체의 1-2%를 차지한다. 마지막으로 새변이형 크로이츠 펠츠 야콥병 new variant CJD, nvCJD 은 소해면모양 뇌병증에 걸린 쇠고기 등을 섭취하여 발생하는 새로운 형태의 CJD로 추정된다.

게르스트만-슈트로이슬러-샤인커 Gerstmann-Straussler-Scheinker 병과 치명적가족불면증 그리고 가족성 크로이츠 펠츠 야콥병은 프리온 단백을 코딩하는 PRNP 유전자의 특이적 돌연변이가 원인으로 특정 가계에서 유전성으로 발생한다. 정상적으로 PRNP 유전자 129번 코돈 부위에서 유전자 다형성 polymorphism 이 존재하는데, 현재까지 발생한 모든 nvCJD 환자는 129번 코돈이 메티오닌/메티오닌 동종접합체 M/M homozygote 이다.

따라서 PRNP 유전자 다형성이 프리온 질병의 감수성을 결정하는 중요 요인일 가능성이 있다. 영국인의 36.79% 정도에서 129번 코돈이 메티오닌/메티오닌이나, 우리나라의 경우 정상인의 94.33%가 메티오닌/메티오닌 동종접합체로 알려져 있다.

(1) 산발 크로이츠 펠츠 야콥병

산발 크로이츠 펠츠 야콥병은 성별에 관계없이 대부분 60-70세에 발병하고 질병 후기에는 비교적 특징적인 증상을 나타내기 때문에 임상 진단이 어렵지 않다.

전형적인 환자들은 기억력과 시공간 지남력의 장애가 점차 심해지면서 우울증이나 감정장애를 포함하는 행동심리증상으로 병원을 찾는다. 운동실조 증상은 약 30%의 신환에서 나타나나, 결국은 환자의 대부분에서 관찰된다. 보행 실조증, 현훈증, 안구 진탕이 가장 흔히 관찰되고, 상하지의 운동 실조증, 손떨림, 구음장애가 나타날 수 있다. 시야장애, 시지각 이상중, 발린트 Balint 증후군, 환시, 핵상 안구운동장애도 흔히 보고된다. 근간대경련, 특히 외부 자극에 대해 반사적으로 나타나는 근간대경련은 환자의 4분의 3에서 나타나나 초기에는 잘 나타나지 않는다. 경련발작은 비교적 드물고, 병이 진행된 말기에 주로 나타난다. 추체외로와 추체로 이상 증상도 사망 전까지 환자의 50% 이상에서 나타나고, 하부운동신경 장애의 경우 초기에는 매우 드물지만, 결국 약 10% 정도의 환자에서 관찰된다. 크로이츠 펠츠 야콥병 환자들을 주요 증상별로 나누어 피질 실명 cortical blindness 과 시각 실인증을 주증상으로 하는 경우와 인지장애는 상대적으로 심하지 않으면서 현저한 소뇌성 운동실조를 나타내는 경우, 이상운동증이나 현저한 추체외로 소견을 주증상으로 하는 경우로 구분할 수 있다.

일반적인 혈액검사, 혈액화학검사, 뇌척수액 검사는 대부분 정상이다. 뇌파검사는 크로이츠 펠츠 야콥병 진단에서 매우 중요하다. 발병 초기에는 정상이거나 비특이적 서파를 보일 수 있으나 후기에는 대부분의 환자에서 주기적인 예파 복합체 periodic synchronous sharp-wave complex 가 나타난다. 뇌척수액에서 14-3-3 단백이 증가한다. 뇌척수액 14-3-3 단백의 웨스턴블롯 western blot 검사는 민감도가 높다[94-96].

뇌 CT는 정상이거나 전반적인 뇌위축을 보이기 때문에 진단에 도움이 되지 않는다. 뇌 MRI T2 강조영상이나 FLAIR 영상에서는 양측 기저핵과 시상 및 뇌겉질에서 고음영을 보인다. 확산강조영상에서는 T2나 FLAIR 영상에서 나타나지 않는 고신호 강도가 기저핵, 시상, 뇌겉 질 등에서 관찰된다.

급속히 진행되는 근간대경련을 동반하고 빠르게 진행하는 치매 등 전형적인 임상적 증상과 징후가 있을 때에는 크로이츠 펠츠 야콥병을 의심할 필요가 있다.

산발 크로이츠 펠츠 야콥병 환자의 1/3은 두개근육과 비장에 변형 프리온 단백질이 축적되나 뇌조직 생검이 가장 확실한 진단방법이다. 뇌조직에서 해면모양 뇌 병변, 신경교증, 염증 소견 없이 나타나는 신경 소실 등의 소견을 관찰하거나, anti-PrP 항체를 이용한 면역염색으로 프리온 감염 여부를 확인하면 확진된다.

(2) 유전성 크로이츠 펠츠 야콥병

유전성 크로이츠 펠츠 야콥병은 전체 크로이츠 펠츠 야콥병의 10-15%를 차지한다. PRNP 유전자의 돌연변이에 의해 발생하며 상염색체 우성으로 유전된다. 현재까지 50가지 이상의 PRNP 유전자 변이가 보고되었다. 가장 흔한 것은 코돈 200의 돌연변이로 산발 크로이츠 펠츠 야콥병와 매우 유사한 임상양상을 보인다. 일반적으로 유전성 크로이츠 펠츠 야콥병은 산발성에 비해 발병 연령이 빠르고 병의 진행기간이 더 길다.

(3) 의인 크로이츠 펠츠 야콥병 Iatrogenic CJD; iCJD

의인 크로이츠 펠츠 야콥병은 수술이나 장기이식 등 인위적 과정에서 예기치 않게 크로이츠 펠츠 야콥병 환자의 변형 프리온이 다른 사람에게 옮겨져 병이 발생한 경우를 말한다. 전체 크로이츠 펠츠 야콥병의 1-2%를 차지한다.

과거에는 환자의 뇌하수체에서 유래된 오염된 성장 호르몬 주사를 맞을 경우 발생하였으나, 최근에는 크로이츠 펠츠 야콥병에 걸린 사람을 수술한 수술 도구의 재사용, 환자로부터 유래된 조직이나 장기이식 등으로 발병한다. 첫 번째 증례는 크로이츠 펠츠 야콥병 환자의 각막을 이식 받은 환자였다.

(4) 새변이형 크로이츠 펠츠 야콥병 nvCJD

새변이형 크로이츠 펠츠 야콥병은 1994년 영국에서 처음 발생한 새로운 형태의 인간 프리온 질환이다. 산발 크로이츠 펠츠 야콥병과는 달리 20-30세에 주로 발병할 뿐만 아니라 증상과 경과 및 검사 소견도 다르다. BSE가 많이 발생한 영국에서 주로 발병하였지만 전 세계적으로 널리 분포한다.

질병 초기에는 주로 우울증, 불안감, 성격의 변화, 초조감, 공격성향, 무감동증 등과 같은 정신증상이 주로 나타나며 보통 6개월 가까이 지속된다. 대부분 이때부터 인지장애가 있지만, 초기에는 정신과를 주로 찾고 우울증으로 진단되는 경우가 많다. 신경학적 증상은 성격 변화나 정신과적인 증상을 보인 후 약 6개월 정도 지나서 나타나기 시작한다.

신경학적 초기 증상은 팔다리의 감각이상, 혹은 통증과 함께 구음장애, 미각장애, 시력장애 증상이 나타나기도 한다. 가장 흔한 신경학적 증상은 빠르게 진행하는 운동실조증으로 대부분 이상운동증을 동반한다. 흔한 이상운동증은 간대성근경련, 무도증, 근육긴장이상 등이다. 질병이 진행되면서 인지기능장애, 배뇨장애, 운동 기능 상실, 무언증이 나타나고, 대부분 증상 발현 후 평균 14-16개월 사이에 사망한다.

현재 이 병에 대한 치료법은 없으며, 연구가 진행 중이다. 일부에서 효과를 보이는 약제는 있었지만, 충분하지 못한 효과와 심한 부작용으로 인해 일반적인 사용은 불가능했다. 몇몇 약제와 면역요법 등이 연구되나, 환자가 비교적 드물고 진행이 빨라 약물 효과를 판정하기가 매우 어렵다. 현재로서는 진행을 멈추거나 늦추는 방법은 없고, 단지 경련이나 근간대경련 등을 조절하거나 합병증만 치료할 뿐이다.

제 15장
치료 가능한 치매

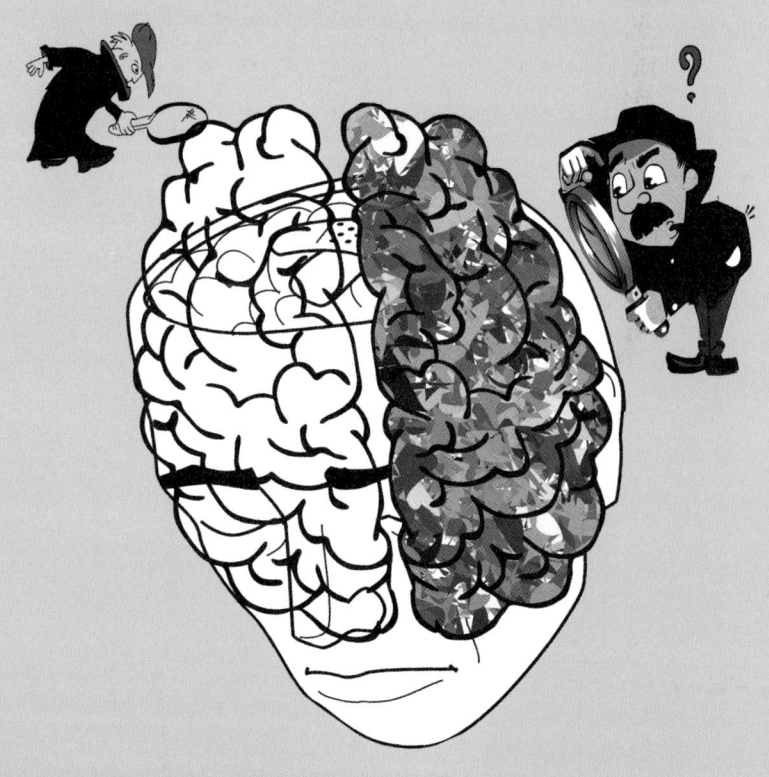

제15장 치료 가능한 치매 내과적 질환에 의한 치매

(1) 갑상선질환

내분비질환에 의한 치매는 치료 가능한 치매 중 가장 중요한 원인이다. 갑상선질환 외에 부갑상선질환, 쿠싱증후군, 에디슨병, 범뇌하수체저하증, 주기적으로 저혈당을 유발하는 인슐린종 등에 의해서 치매 증상이 나타날 수 있으므로 평가가 필요하다. 가장 대표적인 갑상선질환은 최근 발생률이 늘고 있어 주의해야 한다. 갑상선질환은 기능항진증이나 저하증 모두 인지기능에 악영향을 끼칠 수 있다.

갑상선기능저하증에서는 중추신경계 내 갑상선호르몬이 감소하면 아밀로이드 전구단백질의 유전자 발현이 증가하여 결국 베타아밀로이드 펩타이드의 양을 증가시킨다는 연구 결과가 있다. 갑상선 기능항진증에서는 산화스트레스가 증가하고, 항산화물질이 감소하며, 신경세포의 사멸을 촉진한다고 한다.

(2) 비타민B12 결핍

비타민B12는 적혈구 생성, 신경계 기능, DNA 합성에 중요한 역할을 한다. 특히 신경의 수초를 형성하는 데 필수 불가결한 물질로 결핍 시에는 말초신경계뿐 아니라 중추신경계에 탈수초현상을 유발한다. 정상적인 신경전도가 되지 않아 감각이상, 근력약화, 균형장애뿐 아니라 다양한 형태의 정신 및 인지장애를 초래한다. 육류에 많이 들어 있는데 소화관에서 흡수되려면 내재인자가 필요하다. 악성빈혈 외에도 우리나라 노인에게 흔한 위축성위염이 있으면 내재인자 부족으로 충분한 양을 섭취해도 흡수가 안 되어 결핍상태를 초래할 수 있다.

비타민B12의 결핍이 인지기능을 악화시키고 치매를 유발하는 기전은 뚜렷하지 않으나, 중추신경계에서 탈수초현상을 유발하거나, 대사단계에서 호모시스테인의 혈중농도를 상승시켜 신경전달물질의 생성을 방해한다고 알려져 있다.

치료로는 시아노코발라닌이나 하이드록시코발라민 1000 µg을 근주하는 방법이 가장 널리 사용되지만, 악성빈혈이 아니라면 고용량의 경구제제도 효과적이다.

(3) 엽산 결핍

엽산 결핍은 알코올중독이나 정신질환, 항경련제를 복용하는 환자에서 잘 발생하는데 보통 비타민B12 등 다른 영양소의 결핍이 동반되며 단독으로 나타나는 경우는 드물다. 비타민B12 결핍이 동반된 환자에서 엽산을 과량 투여하면 신경증상은 호전되지 않고 빈혈만 좋아지는 눈가림효과가 나타난다.

(4) 약물과 연관된 치매

약물에 의한 인지기능 장애는 가장 흔한 형태의 치료 가능한 치매로 특히 약물 복용률이 높은 노인층의 의식 변화 및 인지기능 장애에서 큰 비중을 차지한다. 노인에게 흔히 처방되는 약물로는 ❶수면제, ❷안정제 및 항정신병약, ❸심혈관질환 치료제, ❹진통제가 있다. 이런 약물을 과다복용하면 정상인도 치매 유사 증상을 일으킬 수 있고, 치매가 있는 사람은 기존 증상이 악화되기도 한다.

특히 노인들은 약물의 분해능력과 신장기능이 낮아 이런 현상이 자주 나타난다. 많은 약제 중 항우울제, 신경안정제 및 항정신병약 등이 문제가 되는데 특히 아미트립틸린amitriptyline, 독세핀doxepin 등 항콜린성 효과가 강한 항우울제와 마약성진통제, 항고혈압제 프로프라놀롤propranolol, 메틸도파methyldopa, 이뇨제 하이드로클로로티아지드hydrochlorothiazide, 벤조다이아제핀 계열의 항불안제는 인지기능을 저하시킨다. 약물에 의한 치매는 대부분 증상 발생 기간이 짧고, 여러 약물을 동시에 복용한 경우 잘 발생하지만 중증도는 심하지 않다.

(5) 감염성 질환

중추신경계의 감염은 일반적으로 섬망이나 기타 급성 신경학적 증후군을 나타낸다. 하지만 결핵, 진균, 기생충 감염에 따른 만성수막염에 의해서도 인지기능이 손상되어 일차적 치매로 오인될 수 있다. 치매나 행동장애를 보이는 환자가 두통, 수막자극증상, 뇌신경증상 또는 신경근병증 등의 증상을 보이면 만성 감염성수막염의 가능성을 고려해야 한다. HIV 감염환자 및 만성 질환, 장기간의 부신 피질 호르몬 치료를 통해 면역기능이 저하된 상태에서 흔히 관찰된다. 진행된 HIV 감염 환자 중 약 20-30%는 치매 증상을 나타낸다. 주증상은 정신-운동지연, 무감동, 기억장애 등이다. 매독 역시 치매를 유발할 수 있는 감염성 질환으로 항생제가 발달한 이후에는 빈도가 많이 줄었으나 HIV 감염환자 등 고위험군에서는 아직도 자주 발생한다. 특징적인 뇌척수액 소견은 백혈구 증가, 단백질 증가, VDRL 양성 반응 등이다.

(6) 호흡기계 및 심혈관 질환

수면무호흡증후군이나 만성폐쇄성폐질환은 만성적인 저산소증을 초래하여 서서히 악화되는 인지기능 장애를 유발한다. 수면무호흡이 심하지 않으면 기억력과 집중력 장애만을 초래하지만, 중증의 수면무호흡은 지적 사고 능력의 저하와 더불어 기억상실과 시공간능력 및 수행능력 장애를 초래한다.

치매 환자가 낮에 과도하게 졸려하거나, 밤에 코골이가 심하고 잠을 잘 이루지 못하면서 신체검사상 비만과 비구강 내에 이상을 보인다면 수면무호흡증후군을 의심하여 수면다원검사를 시행한다. 치료는 지속양압기가 도움이 되고, 비구강 내 해부학적 이상이 있을 경우 수술의 적응증이 된다. 부정맥이나 고혈압이 동반되는 중증 무호흡증에서는 기관 절개술을 고려할 수도 있다. 인지기능은 치료 후 회복될 수 있다.

(7) 만성 신장질환

말기신장질환 환자들에게서는 인지기능 저하가 자주 발견되는데, 병의 경과와 관련될 수도 있으나 치료와 관련되어 나타나기도 한다. 최근에는 비교적 드물지만 알루미늄의 독성과 관련되어 급성 "투석치매 dialysis dementia"가 발생할 수 있다. 그 외 체내 요독성 물질이 배출되지 못하여 요독뇌병증이 발생하거나, 투석불균형증후군 dialysis disequilibrium syndrome 으로 대뇌부종이 생겨 급성 섬망이 나타나기도 한다.

말기신장질환 환자들의 인지기능 저하의 원인은 뚜렷하지 않으나 일반인에 비해 뇌혈관 질환의 위험인자를 많이 가지고 있어 혈관성치매와 관련성이 높은 것으로 알려져 있다.

제 16장
우울증에 의한 가성 치매

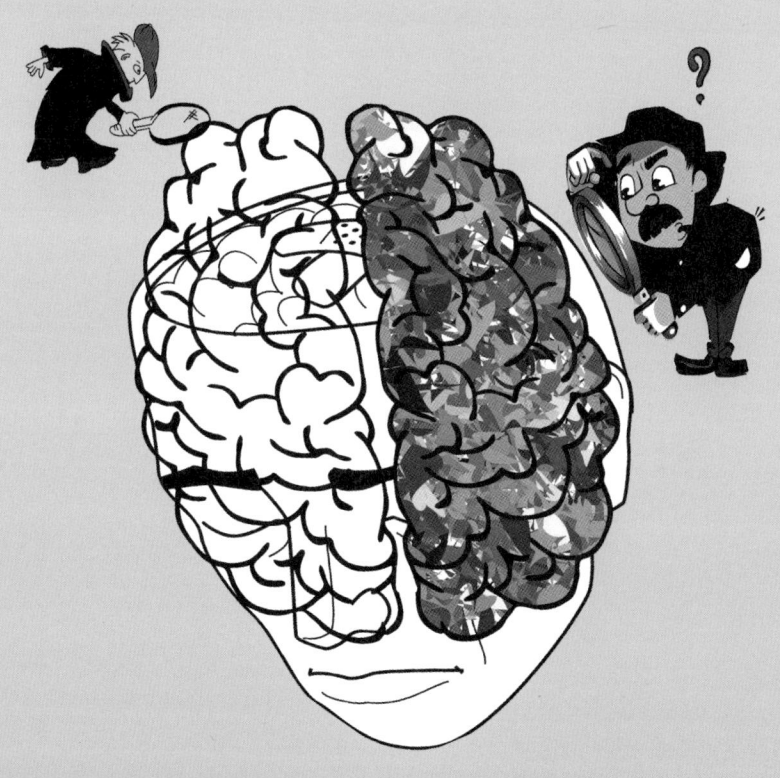

제16장 우울증에 의한 가성 치매

(1) 우울증의 정의

기분을 표현하는 용어에는 정동 affect, 정서 affection, 기분 mood 등 여러 가지가 있다. 정동은 주로 객관적으로 관찰되는 기분 상태, 기분은 주관적인 상태를 말한다. 기분의 적절한 조절이나 표현에 장애를 보이는 질환군을 기분장애라고 하는데, 크게 주요우울증 major depressive disorder과 조울증 manic depressive illness 혹은 양극성 기분장애 bipolar mood disorder로 나뉜다.

주요 우울장애는 젊은 성인에 비해 노인에서 더 많은 것은 아니다. 65세 이상 노인에서 주요 우울장애의 유병률은 1% 정도이고, 여성이 남성보다 약 3배 정도 많다.

(2) 치매와 우울증

우울증은 알츠하이머병에서 가장 흔한 증상 중 하나로 20%-30% 정도로 보고된다. 알츠하이머병이 인구의 노령화와 밀접하게 연관되어 있고, 우리나라가 급격히 초고령 사회로 진입한다는 것을 고려하면 알츠하이머병 연관 우울증이 급속히 증가할 것으로 예상된다. 임상적인 문제일 뿐 아니라 사회적 문제로서 대책 마련이 절실하다.

우울증과 알츠하이머병과의 관계는 매우 복잡하며 여러 가지 방법으로 연관될 수 있다. 첫 번째로 알츠하이머병과 우울증이 독립적으로 나타날 수 있고, 두 번째로는 인지기능 장애의 이차적 반응으로 우울증이 발생할 수 있으며, 마지막으로 우울증이 알츠하이머병의 위험인자이거나 알츠하이머병의 병태생리적인 원인에 의해 발병될 수도 있다. 우울증의 가족력, 개인병력, 여성, 그리고 젊은 나이에 발병할 경우 등이 알츠하이머병에서 우울증과 연관된 위험인자로 보고되었다.

우울증은 알츠하이머병 발병 전에도 인지기능 장애 없이 나타날 수 있다. 따라서 노년기에 처음 발생하는 우울증은 알츠하이머병의 전구증상이거나 주요 위험인자일 수 있다. 또한 알츠하이머병에 우울증이 동반될 경우 삶의 만족도와 일상생활 수행능력이 더 많이 떨어지며,

신체적 공격성이 더 심하게 나타난다. 결국 보호자들의 부담이 커지고, 요양원 입소도 더 빨라진다.

(3) 우울증의 원인

우울증의 원인으로는 크게 심리학적 원인과 생물학적 원인이 거론된다. 일반적으로 노인이 되면 심리적으로 안전한 것을 추구하고 모험심과 새로운 것을 시도하려는 생각이 줄어든다. 의존성이 높아지고, 옛것을 그리워하며 새로운 것에 적응하기 어려워진다. 걱정과 고민, 근심이 많아지고, 작은 일에 노여워하며, 전반적인 융통성과 적응력이 떨어진다. 사회적 역할도 변한다. 배우자나 형제들의 사망도 사회적 지지 시스템이 약화되는 원인이 된다. 이런 심리적 변화 때문에 작은 일에도 큰 걱정을 하게 되어 우울증이 생긴다는 것이다.

생물학적인 변화 역시 노인에서 우울증 증가를 설명하는 요인이다. 신경전달물질, 특히 세로토닌 등의 저하로 식욕, 수면의 변화가 일어나고, 스트레스 내인력의 저하, 흥미의 소실 등이 나타난다. 이런 기전에 의해 개발된 선택적 세로토닌 재흡수 억제제 SSRI가 1980년대 이후 임상에서 활발하게 사용되고 있다. 신체 대사량의 변화, 주요 장기기능의 저하, 신체 항상성 조절 능력의 저하 등도 우울증의 원인으로 거론된다. 특히 계절성 기분장애 seasonal affective disorder, SAD 의 경우 일조량의 변화로 인해 가을과 겨울에 주로 우울 증상이 나타나고 봄, 여름에는 기분과 활동량이 호전되는 경과를 보이기도 한다.

(4) 우울증의 임상 양상

주요 우울증은 기분 증상, 인지 증상, 신체생리 증상 등 세 가지 영역의 증상이 주로 나타난다. 기분 증상으로 우울감, 불안감, 의욕의 상실, 인지 증상으로서 비관적 사고, 자살 사고, 죄책감, 부정적 사고나 망상, 인지장애 등이 특징적으로 나타난다. 신체생리 증상으로는 수면장애, 식욕의 감퇴 혹은 지나친 항진, 무기력, 피곤감, 성욕의 감퇴와 더불어 다양한 소화기, 호흡기, 심혈관계 증상이 나타날 수 있다.

노인의 우울증은 일반적인 주요 우울증과 다소 다른 증상을 보인다. 젊은 우울증 환자보다 신체 증상의 호소가 많고, 의욕 저하보다는 초조감이 늘어나며, 건강염려증적 경향이 많다. 자살 사고, 죄책감, 비현실적 정신증상이 동반되는 경우도 많다. 최근에는 "혈관우울증 vascular depression"이라는 개념이 대두되어 주목받고 있는데 주로 전두엽이나 두정엽 백색질의 허혈성병변과 관련된 우울 증상들을 말한다. 이때는 전통적인 우울감의 호소가 별로 없고 무의욕증, 무감동증, 전두엽 기능의 손상 증상이 주로 나타난다.

(5) 약물치료

현재 4가지 계열의 항우울제를 처방할 수 있다. 삼환계항우울제 tricyclic antidepressant, 모노아민산화효소억제제 monoamine oxidase inhibitor, 선택적 세로토닌 재흡수 억제제 SSRI 및 SSRI 이후 개발된 새로운 약물들이 그것이다.

1958년에 최초로 개발된 1세대 항우울제인 삼환계 항우울제 TCA 는 세로토닌, 노르아드레날린과 일부 도파민의 재흡수 과정을 차단해 증상을 치료한다. TCA제제는 분자구조적으로 세 개의 고리를 갖고 있다.

다만 무스카린성 아세틸콜린·H1히스타민·알파-아드레날린 수용체도 억제해 항콜린성 부작용인 변비, 입마름, 시야혼탁, 배뇨곤란 등이 흔히 발생하므로 SSRI나 SNRI 치료에 실패했을 때 2차적으로 처방된다.

1980년대 후반부터 사용되기 시작한 새로운 항우울제는 SSRI 중에서 플루옥세틴을 필두로 선택적 세로토닌 노르에피네프린 재흡수 억제제 selective serotonin and norepinephrine reuptake inhibitor, SNRI, 노르아드레날린성 선택적 세로토닌 항우 울제 noradrenergic-specific serotonergic agent, NaSSA, 노르에피네프린 도파민 재흡수 억제제 norepinephrine dopamine reuptake inhibitor, NDRI 등 다양한 화합물이 합성 되면서 전성기를 맞았다.

SSRI는 노르에피네프린과 도파민의 재흡수에는 영향을 주지 않으며 선택적으로 세로토닌 5-HT 수용체의 재흡수 과정을 억제한다. TCA보다 부작용 위험이 대폭 개선됐으나 단일 기전의 약으로 TCA보다 항우울 효과는 미흡하다. 또 무스카린성 아세틸콜린·히스타민·알파1-아드레날린 수용체를 차단하지 않는다. 경련 발생을 증가시키지 않고 심전도에 영향을 미치지 않아 간질이나 심전도장애가 있는 환자도 복용할 수 있다.

흔한 부작용으로 오심, 구토, 초조, 수면장애, 성기능장애, 두통 등이 나타난다.

SNRI는 선택적으로 세로토닌과 노르에피네린의 재흡수에만 작용하는 이중 기전의 항우울제로 TCA의 부작용 위험과 SSRI의 효과가 약한 단점이 개선됐다.

이들 약제를 사용할 때 주의할 점은 세로토닌 증후군과 세로토닌 금단 증후군이다. 세로토닌 증후군은 SSRI 계열 약물 복용 초기에 심한 불안, 초조, 두통, 불면 등이 나타나는 것으로 약물 복용자의 약 20% 정도에서 생긴다. 통상 용량의 1/4-1/2로 시작하여 1-2주에 걸쳐 서서히 약물을 증량하면 막을 수 있다. 특히 노인에서는 이러한 부작용을 막기 위해 일반적인 성인 용량의 1/2에서 시작하고, 증량 속도도 2, 3배 길게 잡는 수가 많다. 세로토닌 금단 증후군은 특히 약물 반감기가 짧은 파록세틴을 갑자기 중단하는 경우 무력감과 무감동증 등이 생기는 것을 말한다.

베날라팍신은 세로토닌과 노르에피네프린 신경전달물질에 모두 작용하고 단백 결합이 적어 다른 약제와 약물 상호작용이 거의 없다. 하지만 고혈압을 악화시킬 수 있고, 위장 장애가 있을 수 있어 하루 세 번 식사와 함께 복용한다. 미르타자핀도 진정효과와 수면 개선 효과가 장점이지만, 체중 증가나 현훈증, 기립성 저혈압에 유의해야 한다.

부프로피온 bupropion 은 노르아드레날린과 도파민 시스템에 작용하는 자극성 항우울제로 정신운동 지체 psychomotor retardation , 집중 곤란 등이 주된 증상인 우울증에 처방하며, 도파민 재흡수 억제 효과로 인해 금연 보조약제로도 승인받았다.

그리고 새로운 우울증 치료제들이 등장했는데 '프리스틱' 데스벤라팍신, desvenlafaxine, '브린텔릭스' 볼티옥세틴 vortioxetine, '밸덕산' 아고멜라틴, agomelatine 등은 기존 치료제 대비 효능과 부작용을 개선한 약으로 평가받는다.

프리스틱 성분은 벤라팍신의 활성 대사물질인 데스벤라팍신으로 8주간 실시한 9개의 임상시험 결과 기존 SNRI 계열 약제 대비 동등한 효능을 보였으며 오심·구토 등의 부작용 발생률은 위약과 유사한 수준으로 확인됐다. SSRI에서 나타나는 성기능 이상반응 발생빈도는 5% 미만이었으며 혈당 및 체중 증가 등으로 치료를 중단한 비율은 위약과 비슷했다.

브린텔릭스는 기존 항우울제와 달리 세로토닌 활성에 다중적으로 관여한다. 이 약은 동물실험에서 5-HT3·5-HT7·5-HT1D 등 세로토닌 수용체 길항제, 5-HT1B수용체 부분 효능제, 5-HT1A수용체 효능제로 작용하며 세로토닌 5-HT 수송체를 억제하는 것으로 확인됐다. 이밖에 노르에피네프린, 도파민, 히스타민, 아세틸콜린, 감마아미노낙산 가바, GABA, 글루탐산 등 다양한 신경전달물질의 조절에 관여한다.

기존 SSRI 제제가 세로토닌과 함께 GABA의 작용을 증진시켜 글루탐산의 활성을 저해하고 도파민, 노르에피네프린 등 다양한 신경전달

물질의 작용을 억제함으로써 인지기능을 저하하는 기전과 상반되게 작용하는 것이다.

브린텔릭스는 주요우울장애 환자를 대상으로 한 8주간의 임상시험에서 인지기능을 위약 대비 유의하게 향상시켰다. 이들 환자의 인지기능장애 개선 효과를 임상에서 입증한 항우울제가 없어 눈에 띄는 장점이다.

임상연구 결과 몽고메리-아스베리 우울증 평가지수^{MADRS}의 총 점수가 30점 이상인 중등도~중증 환자와 불안증이 심한 환자, 기존 SSRI 또는 SNRI에 반응하지 않았던 환자 등에서 유효성을 나타냈다. MADRS가 10점 이하일 때를 관해로 정의한다. 안전성과 약물순응도가 높아 고혈압 등 심혈관계 부작용을 우려해야 하는 노인 환자에 우선적으로 처방이 고려될 수 있다.

밸덕산은 MT1 및 MT2 멜라노틴수용체 효능제인 동시에 5-HT2C 세로토닌수용체에 길항적으로 작용한다. 두 가지 기전이 결합돼 우울감, 불안감을 효과적으로 개선한다. 기존 약에 비해 구토·어지럼증·두통·설사 등 부작용이 경미하며, 성기능에 거의 영향을 끼치지 않는 것으로 알려져 있다.

* 우울증 약물의 종류

Classification		Drugs
TCA	Tricyclic Antidepressants	Amitryptiline / Clomipramine / Imipramine/Desipramine / Nortriptyline
MAOI	Monoamine Oxidase Inhibitor	Phenelzine / Isocarboxazid
RIMA	Reversible inhibitor of MAO-A	Moclobemide
SSRI	Selective Serotonin Reuptake Inhibitor	Fluoxetine / Fluvoxamine / Paroxetine / Sertraline / Citalopram / Escitalopram
SARI	Serotonin Antagonist/ Reuptake Inhibitor	Trazodone / Nefazodone
SPARI	Serotonin Partial Agonist/ Reuptake Inhibitor	Vilazodone
SNRI	Serotonin Norepinephrine Reuptake Inhibitor	Venlafaxine / Desvenlafaxine / Duloxetine / Milnacipran
NRI	(Selective)Norepinephrine Reuptake Inhibitor	Reboxetine / Evidoxetine / Atomexetine
NaSSA	Noradrenergic and specific serotonergic antidepressant	Mirtazapine / Mianserin
NDRI	Norepinephrine Dopamine Reuptake Inhibitor	Bupropion
SNDRI	Serotonin-Norepinephrine-Dopamine Reuptake Inhibitor	Amitifadine
New ATD	Melatonergic Antidepressant	Agomelatine
	Serotonin Modulator and Stimulator	Vortioxetine
Herbal ATDs	Herbal Antidepressant	St. John's wort ext

제 17장
노인과 어지럼증

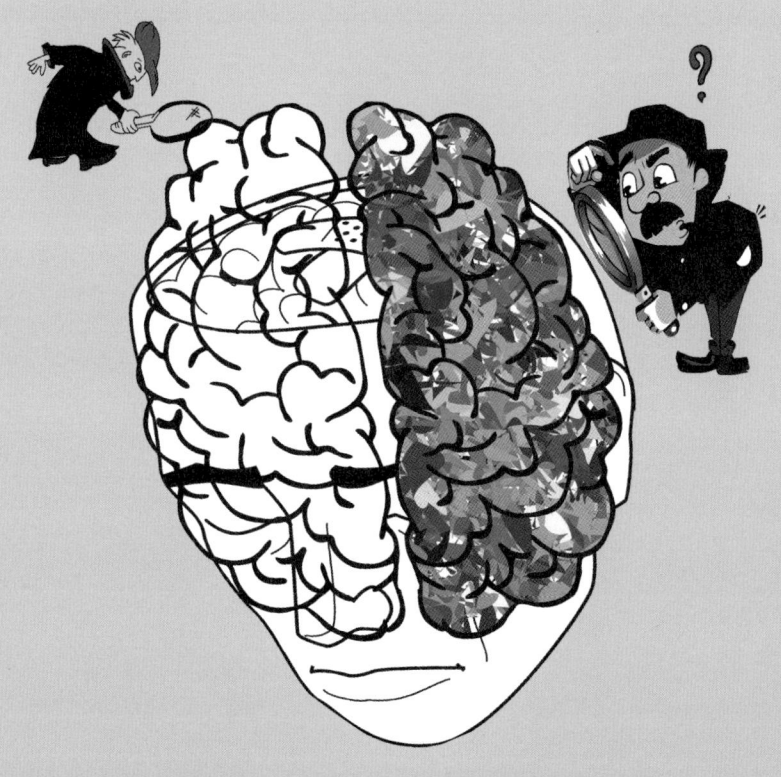

제17장 노인과 어지럼증

노인들이 가장 많이 호소하는 증상 중 하나인 어지럼은 미국 통계에 의하면 65세 이상 노인의 30%에서 보고되며, 75세 이상의 노인이 병원을 찾게 되는 가장 흔한 증상이라고 한다. 노인에서의 어지럼은 다른 연령에서 나타나는 어지럼과 비교하여 원인 질환의 빈도 및 종류가 다를 뿐 아니라, 어느 한 가지 원인보다는 복합적인 요인에 의해 발생하는 특징이 있다. 노화에 의해 공간 지남력을 맡는 감각, 통합, 운동계의 생물학적 특성이 변하며, 환자의 기능적 상태가 젊은 사람에 비해 사회환경적 요소에 보다 많은 영향을 받게 되므로 최근에는 넘어짐, 섬망, 요실금 같은 노인성 증후군으로 접근하려는 전략이 이용된다.

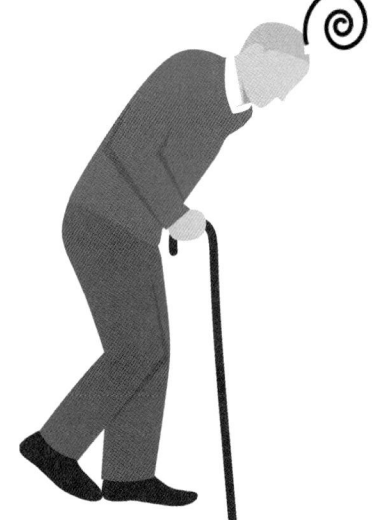

(1) 어지럼의 7가지 분류

어지럼은 7가지 아형으로 분류할 수 있다. 일반적으로 인정되는 개념은 다음과 같이 간단히 정리할 수 있다. 어지럼은 모든 것을 지칭하는 대표 개념이고, 이 중에서 중력 지남력의 이상으로 인해 자기 자신 혹은 세상이 실제론 정지해 있지만 움직인다고 ^{대개는 회전한다고} 잘못 지각하는 현상을 현훈이라 정의한다. 일상에서 움직일 때는 자신의 신체가 움직인다는 사실을 지각하지만, 현훈이 발생하면 공간 항상성 기전의 장애 때문에 정지해 있는 물체들이 움직이는 것처럼 잘못 지각하게 된다. 이 때, 안진, 안구 편위 등 안구운동장애, 운동실조나 넘어짐 등의 자세장애, 오심, 구토, 불안 등의 자율신경장애가 동반된다.

① Type I

Type I은 위에서 언급한 현훈을 일컫는다. 현훈은 양쪽 전정신경핵 신경 활동의 균형이 깨졌을 때 발생하며, 말초성 전정기관인 미로나 전정신경 혹은 중추신경계의 전정회로가 침범되었음을 시사한다. 안진이 동반되면 환자들은 안진의 방향으로 세상이 돈다고 호소한다.

② Type II

Type II는 쓰러질 것 같은 전 실신어지럼으로 뇌의 당이 부족하거나, 미만성으로 혈류가 감소할 때 발생한다. 과호흡증후군, 자율신경계 이상이나 약물 부작용으로 생기는 체위성 저혈압, 혈관성 미주신경 발작, 부정맥 등에 의한 심박출량 감소, 당뇨병, 주정중독 등에서 관찰된다.

③ Type III

Type III는 균형이상으로 전정척수반사, 고유수용체감각, 소뇌 혹은 전두엽이나 기저핵 등 운동조절을 담당하는 곳에 이상이 있을 때 나타나는데, 서있거나 몸을 움직일 때만 발생하는 특징이 있다. 급성 일측 말초성 전정신경질환, 이성 독제 등에 의한 양측 전정기능소실, 말초 및 중추 고유수용체 기능의 이상 등에서 나타나지만, 소뇌, 전두엽, 기저핵등 운동조절을 담당하는 중추신경계의 병변에서도 흔히 발견된다.

④ Type IV

Type IV는 심인성 어지럼으로 중추신경계로 들어온 감각을 통합하는 데 문제가 있어 유발되며, 대개 몸이 붕 뜬 느낌, 넘어질 것 같은 느낌, 머리 안이 도는 느낌 등 비특이적인 어지럼으로 기술된다. 공황장애, 광장공포증, 불안장애, 우울증, 신체형장애, 히스테리아, 외상후증후군 등에서 발작적 혹은 만성적으로 나타난다.

⑤ Type V

Type V는 안성 어지럼으로 시각계와 전정계의 불일치로 나타난다. 새로운 안경을 끼거나, 안구운동신경마비 등에서 나타나는 어지럼이다.

⑥ Type VI

Type VI는 복합성 어지럼으로 시각계, 전정계, 체성감각계에 복합적으로 문제가 있을 때 나타나며, 당뇨, 노화 등이 대표적 원인이다.

⑦ Type VII

Type VII은 가성어지럼으로 전정계, 시각계, 체성감각계는 정상인데도 환자는 어지럽다고 호소한다. 잘 관찰해보면 어지럼으로 간주하는 범주에 포함시킬 수 없는 것들, 예를 들면, 머리가 아프거나 기억력이 떨어지거나 피곤한 것 등을 어지럽다는 용어로 표현한다. 엄밀한 의미의 이지럼에 속히지 않는 어지럼이라고 말할 수 있을 것이다.

표 1. 어지럼의 분류

Type	내용 및 기전
Type I	현훈 (vertigo), 전정계 긴장도의 불균형
Type II	실신성(pre-syncope or near-faint), 미만성 뇌 혈류 감소
Type III	균형이상(dysequilibrium), 전정척수, 고유수용체, 소뇌, 운동기능의 이상
Type IV	심인성(psychogenic), 중추신경계의 감각정보 통합 장애
Type V	안성(ocular), 전정-시각 정보의 불일치 및 안구운동장애
Type VI	복합성(multisensory), 여러 감각기능의 부분적 장애
Type VII	가성어지럼(pseudo-dizziness), 어지럼이 아니지만 어지럽다고 표현

결론적으로, 어지럼을 노화에 따르는 하나의 현상이지 특별한 질병이 아닌 노인성 증후군이라 한다면 간단히 치료할 수 있는 양성발작성 현훈이나, 발작성 부정맥, 뇌졸중 등을 놓쳐 심각한 결과를 초래할 수 있다.

맺음말

　서울대학교병원 전임의 시절 헝가리 부다페스트에서 열렸던 세계치매학회에서 미국의 한 치매 전문가분이 '치매치료는 예술작업이다'라고하는 말을 들은 적이 있다. 그 당시는 치매 연구에 입문한지 얼마되지 않은 상황이라 나의 마음에 잘 와닿지 않았다.
　그러나 치매환자들을 진료한지 어느덧 12년이라는 시간이 지났고, 지금은 보훈공단 중앙보훈병원에서 한달에 2,000명에 육박하는 치매환자를 만나고 진료하고 있다. 이제야 '치매치료는 예술작업이다'라는 말을 이해하게 되었다.
　'왜 예술작업일까?' 치매환자는 우리가 의사로서 흔히 보는 다른 질병과는 달리 전형적인 패턴의 증상을 호소하지 않는다. 지난 달에는 식사도 안하고 잠만 자다가, 이번 달에는 의심하고, 화를 내고, 폭력적이 되다가 다음 달에는 정상처럼 행동하기도 한다.
　또한, 환자가 너무 배회를 한다고 보호자가 가만히 있게 해달라고 요청을 하면 보호자를 생각해서 약을 사용하고 그 결과 환자는 못걷고 가만히 있게 된다.

하지만, 환자의 관점에서 생각하면 배회증상을 보이는 것은 뇌 기능이 살아있어 무언가를 하려고 하는, 환자 최소한의 의사표현일 수 있다. 그러나 환자를 위해서 약을 쓰지 않으면 보호자는 힘들고 요양시설로 보내야된다고 생각하게 된다. 이런 중재적 치료가 환자 그리고 보호자에게 모두 만족할 수 있는 치료법을 선택하는게 바로 예술작업이라 할 수 있다. 나는 나 자신을 스스로 치매환자의 뇌를 다듬는 예술가라고 생각한다.

이 책을 통해 치매에 관심이 있는 많은 다른 전문가들에게 큰 도움이 되기를 절실히 바라며…….

2018년 4월